KNAUR.LEBEN

Über die Autoren:
P. A. Straubinger, international erfolgreicher Filmemacher (»Am Anfang war das Licht«) und Meditationstrainer, betreibt selbst seit vielen Jahren Intervallfasten und arbeitet seit rund zwei Jahrzehnten mit den Themenbereichen Fasten und Meditation in Theorie und Praxis.
Margit Fensl ist ganzheitliche Ernährungsberaterin und akademische Kinesiologin und seit 15 Jahren für die Bio-Marke »Ja! Natürlich« als Leiterin für den Bereich Ernährung zuständig.
Nathalie Karré: Die gefragte Impulsgeberin und Expertin für Potenzialentfaltung, Change, Organisations- und Führungskräfteentwicklung (ACCELOR) begleitet seit mehr als zwei Jahrzehnten Menschen in Veränderungsprozessen auf der Reise zu einem erfolgreichen, glücklichen Leben.

P. A. Straubinger | Margit Fensl | Nathalie Karré

Der Jungbrunnen-Effekt

Wie **16 Stunden Fasten** Ihr Leben verändert

KNAUR.LEBEN

Die in diesem Buch vorgestellten Anwendungen wurden von den Autor*innen und dem Verlag sorgfältig geprüft und haben sich in der Praxis bewährt. Da jeder Mensch für sich besonders ist, können wir allerdings Ergebnisse nicht garantieren. Der Verlag und die Autor*innen schließen jegliche Haftung für Gesundheits- und Personenschäden aus.

Besuchen Sie uns im Internet:
www.knaur-leben.de

Aus Verantwortung für die Umwelt hat sich die Verlagsgruppe Droemer Knaur zu einer nachhaltigen Buchproduktion verpflichtet. Der bewusste Umgang mit unseren Ressourcen, der Schutz unseres Klimas und der Natur gehören zu unseren obersten Unternehmenszielen. Gemeinsam mit unseren Partnern und Lieferanten setzen wir uns für eine klimaneutrale Buchproduktion ein, die den Erwerb von Klimazertifikaten zur Kompensation des CO_2-Ausstoßes einschließt. Weitere Informationen finden Sie unter: www.klimaneutralerverlag.de

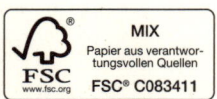

Vollständige Taschenbuchausgabe Dezember 2021
Knaur.Leben Taschenbuch
© 2019 by Kneipp Verlag in der Verlagsgruppe Styria GmbH & Ci KG
© 2021 Knaur Verlag
Ein Imprint der Verlagsgruppe
Droemer Knaur GmbH & Co. KG, München
Alle Rechte vorbehalten. Das Werk darf – auch teilweise – nur mit Genehmigung des Verlags wiedergegeben werden.
Covergestaltung: Isabella Materne, München
Coverabbildung: Jasmina007/ GettyImages
Satz: Adobe InDesign im Verlag
Druck und Bindung: CPI books GmbH, Leck
ISBN 978-3-426-87919-1

5 4 3 2 1

Inhalt

Vorwort
von P. A. Straubinger

Meine eigene Fasten-Geschichte begann Mitte der 1990er-Jahre, als mir ein Buch über Heilfasten in die Hände fiel. Aus purer Neugier habe ich damals meinen ersten Selbstversuch gewagt. Würde es mir gelingen, eine ganze Woche nur mit Wasser und Tee auszukommen? Ich hatte ja kaum einen einzigen Tag ohne feste Nahrung verbracht. Am Ende meiner ersten Fastenwoche war ich verblüfft, wie leicht es körperlich und wie schwierig es psychisch gewesen war – wie viel physische Energie ich nach einer Woche ohne Essen hatte und wie viel psychische Energie ich hatte aufbringen müssen. Und ich war erstaunt, wie gut mir alles schmeckte: Nie schätzt man Essen mehr als nach dem Fasten. Die von Fastenärzten wie Otto Buchinger schon seit den 1920er-Jahren beschriebenen positiven Wirkungen auf Körper und Geist waren damals von medizinischer Seite noch sehr umstritten. »Fasten bringt gar nichts«, habe ich noch in den 2000er-Jahren in Interviews mit Ernährungswissenschaftlern und Stoffwechselexperten gehört. Der medizinische Mainstream war fest davon überzeugt, dass Fasten entweder nutzlos oder sogar schädlich sei. Die molekularbiologischen Forschungen zum Thema »Autophagie«, die das Schlüsselelement zum Verständnis der positiven Auswirkungen des Fastens darstellen, steckten zu dieser Zeit noch in den Kinderschuhen.

Die wissenschaftliche Recherchearbeit für meine Dokumentation »Am Anfang war das Licht« hat mich glücklicherweise sehr früh mit den Arbeiten zur Autophagie in Kontakt gebracht, und ich habe privat mit dem Intervallfasten begonnen, bevor ich dafür einen Namen hatte. Die Erkenntnis, dass offensichtlich schon zwölf bis 14 Stunden strikte Nahrungskarenz die positiven Aspekte des Fastens aktivierten und ich mich trotzdem täglich mit Essen belohnen durfte, war höchst motivierend. Denn im Gegensatz zum Heilfasten, das ich aufgrund der psychischen Herausforderungen immer nur im Urlaub geschafft habe, ist Intervallfasten auch in einen herausfordernden Alltag leicht zu integrieren.

Die 2008 veröffentlichten Langzeitversuche an Affen haben auch bei höheren Lebewesen gezeigt, dass »Calorie Restriction«, eine kalorienreduzierte Ernährung mit großen Essenspausen, die einfachste und effektivste Möglichkeit ist, den Körper jung und gesund zu erhalten. Spätestens seit der Verleihung des Medizin-Nobelpreises 2016 für die Erforschung der »Autophagie« sind nun auch die letzten »Fasten-Basher« verstummt. Es finden sich immer mehr Ärzte und Wissenschaftler, die Intervallfasten als wirkungsvollen Jungbrunnen propagieren.

Dass wir in der westlich orientierten Welt zu viel, zu oft und zu ungesund essen, ist ein Faktum. Wir tun das allerdings nicht, um unseren physischen Körper zu nähren (der ja – im Gegenteil – durch diese Überernährung krank wird), sondern weil wir unsere Psyche, unseren »Emotionalkörper« beruhigen wollen. In diesem Buch gehen wird deshalb auch ausgiebig auf ein Thema ein, mit dem ich mich persönlich schon fast so lange beschäftige wie mit dem Fasten: Meditation und Achtsamkeit. Das tägliche Meditieren macht mich glücklicher, zufriedener und ausgeglichener und lässt mich Süchte leichter loslassen. Ich war nicht nur Raucher, sondern bin auch bekennender »Zucker-Junkie« – weiß also um die Tücken der Sucht und des »Frustessens«. Ich kenne die Stärke des inneren Schweinehundes und habe gelernt, ihn zu bändigen und mir »zum Freund zu machen«. Hier möchte ich meine Erfahrungen weitergeben und Ihnen zeigen, wie leicht es sein kann, durch Intervallfasten und Meditation »jünger«, gesünder und glücklicher zu werden.

Vorwort
von Margit Fensl

Das Thema »Gesunde Ernährung und ihre Wirkung auf den Körper« fasziniert mich seit meiner Jugend. Es war immer mein Ziel, Menschen mit der richtigen Ernährung gesund zu machen. »Lass Nahrung deine Medizin und Medizin deine Nahrung sein« von Hippokrates ist zu meinem erfüllenden Lebensmotto geworden.

Aufbauend auf meinem ernährungswissenschaftlichen Studium lernte ich durch Fortbildungen zu den Themen TCM (Traditionelle Chinesische Medizin), Heilkräuter, akademische Kinesiolgie, Stoffwechseltypen, Homöopathie und NLP (Neurolinguistisches Programmieren), die ganzheitlichen Zusammenhänge zu verstehen. Jeder Mensch ist einzigartig und benötigt auch eine individuelle Ernährung, um sein ganzes Potenzial entfalten zu können.

So therapiere ich meine Klienten seit über zehn Jahren mit ganzheitlichen und individuellen Ernährungsmethoden, kombiniere die Ernährung nach TCM mit dem persönlichen Stoffwechseltyp und teste Nahrungsmittelunverträglichkeiten aus. Die Erfolge meiner Klienten bestätigen mir, dass ich den richtigen Weg eingeschlagen habe. Zusätzlich biete ich Detox-Seminare an, die sich als wahrer Jungbrunnen erwiesen haben: Eine Woche lang werden dabei glutenfreie und typgerechte Fastenspeisen verzehrt, die ich mit verschiedenen Entgiftungsmethoden kombiniere.

Die neuen Erkenntnisse zum Intervallfasten haben sich als weiteres wirksames Puzzlestück in der Therapie erwiesen. Unwohlsein und Kopfschmerzen sind dadurch während der Detox-

Wochen kein Thema mehr, Ernährungsumstellungen gelingen ganz leicht, und Abnehmziele lassen sich wirklich erreichen.

Um dieses Wissen mit der bereichernden Wirkung der Meditation zu verbinden, entstand gemeinsam mit P. A. Straubinger die Idee, ein Workshop-Format aus Intervallfasten und typgerechter Ernährung in Kombination mit heilsamer Meditation zu entwickeln. »Intervallfasten und Meditation – Jungbrunnen, Wundermedizin und Glücksspender« war geboren.

In diesem Buch möchte ich Ihnen faszinierendes Wissen aus der Welt der Ernährung und des Fastens näherbringen und zeigen, wie einzigartig jeder Mensch ist. Es soll Sie auf Ihrem persönlichen Weg in ein freudvolles, erfülltes Leben begleiten.

Vorwort
von Nathalie Karré

Seit über zwanzig Jahren begleite ich Menschen dabei, ihr Leben – beruflich wie privat – erfolgreicher und glücklicher zu gestalten. Immer wieder werde ich gefragt, was meine Conclusio aus den vielen Lebensgeschichten und Entwicklungsreisen ist – wie das Erfolgsrezept derjenigen heißt, die erfolgreicher, schlanker und gesünder sind und ein freudvolles und erfülltes Leben führen.

Bei all der Unterschiedlichkeit dieser geglückten Lebenswege sehe ich eine große Gemeinsamkeit: Erfolgreiche Menschen tragen täglich zur Verwirklichung ihrer persönlichen Wünsche, Ziele und Visionen bei. Es macht einen großen Unterschied, ob man davon spricht, was einem wichtig ist, oder ob man tatsächlich Tag für Tag jene Schritte setzt, die letztendlich zum Ziel führen.

Am leichtesten gelingt dieser Weg, wenn die zielorientierten Verhaltensweisen automatisiert als Alltagsroutinen ablaufen und wie von selbst jeden Tag zu einem erfüllten Leben beitragen. Eine erfolgreiche Anwendung von Intervallfasten und Meditation funktioniert genau nach diesem Prinzip: Sobald sie zur täglichen Gewohnheit geworden sind, tragen sie wie von selbst zur Steigerung der individuellen Lebensqualität bei.

Ich freue mich, Ihnen in diesem Buch zeigen zu können, wie einfach und freudvoll es möglich ist, gesundheitsfördernde und glücklich machende Routinen im Leben zu verankern. Aus meiner eigenen Erfahrung kann ich nur bestätigen: Egal ob Sport und Bewegung in der freien Natur, gesunde und bewusste Ernährung oder Fasten und Meditation als Grundlage eines kraftvoll-ausgeglichenen Lebens – der tägliche Beitrag macht den Unterschied, der den Unterschied macht.

WIE IHNEN
DIESES BUCH HILFT

Ziel dieses Buches ist es, dass Sie die wissenschaftlich fundierten Empfehlungen zum Intervallfasten mit Leichtigkeit in Ihren Alltag integrieren können, um nachhaltig von einem gesundheitsfördernden Lebensstil zu profitieren.

Zu Häufigkeit und Menge der täglich notwendigen Kalorienaufnahme gibt es einige veraltete Glaubenssätze, die allerdings noch immer sehr verbreitet sind und mitunter mentale Vorbehalte bezüglich des Intervallfastens erzeugen. Deshalb beschäftigen wir uns zu Beginn mit einigen, für Sie vielleicht neuen Fakten: Sie sollen Ihren »Kopf frei machen«, sodass Sie sich in der Folge ganz unbeschwert auf die positiven Wirkungen und die einfache Umsetzung des Intervallfastens fokussieren können.

Da Intervallfasten naturgemäß aus Fasten- und Essensintervallen besteht, haben wir die Ausführungen zu den eigentlichen Fastentechniken um einen Ernährungsteil ergänzt: Denn was wir essen hat einen individuellen Einfluss auf unser Wohlbefinden. Damit Sie den Prozess der Selbstreinigung des Körpers noch zusätzlich unterstützen können, zeigen wir Ihnen zudem weitere Methoden, die Sie bei der Entgiftung fördernd begleiten.

Neben Geist und Körper widmen wir uns in einem weiteren Kapitel auch den seelischen und emotionalen Anteilen des ganzheitlichen Jungbrunnen-Lebensstils. Hier erfahren Sie etwa, wie Sie Ihren »Emotionalkörper« nähren können, um dem physischen Körper unnötige »Frustkalorien« zu ersparen. Die Technik der Meditation kann Ihnen beispielsweise nicht nur das Loslassen des suchthaften Essverhaltens erleichtern – sie erzeugt auch einen eigenständigen Jungbrunnen-Effekt für Ihre

Körperzellen und verstärkt so die Anti-Aging-Effekte des Intervallfastens.

Zum Schluss möchte Ihnen dieses Buch auch jene mentalen Werkzeuge in die Hand geben, mit denen die neuen Techniken leichter zur Routine werden: Denn erst, wenn Sie Intervallfasten, Meditieren etc. in Ihren »gewöhnlichen« Alltag integriert haben, haben Sie auch die Basis für einen nachhaltigen Jungbrunnen-Erfolg geschaffen.

JUNGBRUNNEN-FASTEN
MIT GENUSS UND FREUDE

Was bringt ein langes Leben, wenn wir es ohne Genuss leben müssen? Was nützen ein paar Falten oder Kilos weniger, wenn uns dadurch die Freude am Leben verloren geht? Wir versprechen an dieser Stelle, dass es in »Der Jungbrunnen-Effekt« nicht darum geht, Verzicht zu predigen, um irgendwelchen äußeren Schönheitsidealen hinterherzujagen. Unser erklärtes Ziel heißt: Sie sollen nach dem Lesen dieses Buches über Techniken verfügen, die Ihnen mehr Lebenskraft und Lebensfreude verschaffen. Der innere Jungbrunnen wird dann zweifellos nach außen strahlen. Wir wollen, dass es Ihnen leicht fällt, diesen Jungbrunnen anzuzapfen, und dass es Ihnen Freude bereitet. Dabei verfolgen wir einen Ansatz, der Körper, Geist und Seele anspricht – einen Weg, der im Kopf beginnt, weil wir Menschen uns zuerst einmal von jenen kulturellen und intellektuellen Blockaden befreien dürfen, die uns am genussvollen Fasten mitunter am meisten hindern.

Mittlerweile ist es ja eine Binsenweisheit, dass wir in der westlichen und westlich orientierten Welt zu viel und zu viele falsche Nahrungsmittel essen. Dass wir offensichtlich auch zu oft essen, ist dabei eine relativ neue wissenschaftliche Erkenntnis. Bislang hieß die Empfehlung der Ernährungsexperten nämlich: mehrmals täglich »kleinere« Mahlzeiten zu sich nehmen. Im Licht der nobelpreisgekrönten Forschungen zur Autophagie, des Fastenzustandes der Körperzellen, erweist sich das allerdings als kontraproduktiv. Stattdessen verweisen immer mehr Ärzte und Wissenschaftler darauf, dass leichtes Hungern äußert positive Auswirkungen auf unsere Gesundheit und den Alterungsprozess haben kann.

Spätestens beim Wort »Hungern« regt sich bei vielen aber innerer Widerstand und hagelt es Proteste. Selbstverständlich, das dürfen wir vorausschicken, stellt eine ausreichende, vollwertige Versorgung mit Nährstoffen die Basis einer guten Gesundheit dar. Den Essenspausen, das heißt, einer ausreichenden Nahrungskarenz zwischen den Mahlzeiten mit ihrer heilsamen Wirkung, wurde bislang jedoch zu wenig Bedeutung beigemessen. Über Jahrtausende zählten Hunger und Unterernährung zu den größten Schrecken der Menschheit, über Jahrmillionen wohl auch unserer »tierischen« Vorfahren. Die Natur sorgte ganz automatisch für ausreichende Nahrungspausen – oft sogar für viel zu lange. Unser Körper verfügt deshalb über wunderbare Mechanismen, um mit Hungerperioden umgehen zu können, aber über praktisch keine Strategien, um mit einem permanenten und äußerst verführerischen Nahrungsüberangebot fertigzuwerden.

Die Wissenschaft bringt uns immer mehr Evidenz dafür, dass wir uns im Sinne unserer Gesundheit und Vitalität diese Nahrungspausen wieder ganz bewusst gönnen sollten. Das ist für viele von uns schwierig, da Essen in unserer Kultur einen sehr hohen Stellenwert einnimmt und mit sehr vielen Glaubenssätzen verbunden ist. Im ersten Teil dieses Buches wollen wir zuerst einmal einige Fakten auf den Tisch legen und einige dieser Glaubenssätze hinterfragen, um die Liebe zum Essen zumindest zeitweilig loslassen zu können und durch die Freude am (Intervall-)Fasten zu ersetzen. Wenn wir nämlich diese Art des Fastens und seine Vorteile entdecken, wird aus dem vermeintlichen »Hungern« ein Genuss. Zuerst also gilt es, einige intellektuelle Hindernisse aus dem Weg zu räumen, um nicht nur dem regelmäßigen Essen, sondern auch dem regelmäßigen Fasten zu seinem Recht zu verhelfen.

DIE »EPIDEMIE DER ÜBERERNÄHRUNG«
UND IHRE MENTALEN WURZELN

Es ist das Verdienst der Naturwissenschaften, im speziellen der modernen Agrarwissenschaft, dass wir Nahrungsmittel für die gesamte Menschheit im Überfluss produzieren können. Dass trotzdem täglich noch immer Tausende Menschen verhungern, ist ein ebenso skandalöses wie trauriges Faktum, auch wenn sich die Zahl der Hungernden in den letzten Jahrzehnten sukzessive verringert hat.

In diesem Zusammenhang scheint die Tatsache, dass gleichzeitig die Überversorgung mit Kalorien zu einem riesigen Gesundheitsproblem geworden ist, noch absurder. Den rund 800 Millionen Hungernden stehen 2,2 Milliarden übergewichtige und fettleibige Menschen gegenüber, die unter ihrer Überernährung gesundheitlich leiden und teilweise sogar daran sterben. Laut einer Studie des »New England Journal of Medicine« hat sich die Zahl der Übergewichtigen zwischen 1980 und 2015 in mehr als siebzig Ländern verdoppelt, was in diesen Ländern für massive gesundheitspolitische Probleme sorgt. Rund ein Drittel der US-Amerikaner leidet an Übergewicht – das verursacht Kosten von rund 200 Milliarden Dollar jährlich für das Gesundheitssystem. In Europa ist die Situation leider nur geringfügig besser. »Übermäßiges Körpergewicht ist eines der schwerwiegendsten Gesundheitsprobleme der Gegenwart und betrifft fast jeden dritten Menschen«, bestätigt Ashkan Afshin, Professor am Department for Global Health an der Universität Washington.

Umfangreiche wissenschaftliche Studien belegen, dass die Lebenserwartung mit zunehmendem Körpergewicht abnimmt, da Übergewicht als Ursache beziehungsweise fördernder Faktor einer ganzen Reihe von Krankheiten gilt. Millionen von Todesfällen lassen sich jedes Jahr eindeutig auf die Folgen von Übergewicht zurückführen, wobei bereits ein leicht erhöhter Body-Mass-Index (BMI) die Risiken von Herz-Kreislauf-Erkrankungen, Krebs und Diabetes drastisch erhöht. Während man früher glaubte, leichtes Übergewicht wäre normal, unschädlich oder sogar gesund, zeigte eine Metastudie aus 239 wissenschaftlichen Arbeiten, dass bereits ein paar Kilos zu viel auf der Waage zu signifikanten gesundheitlichen Nachteilen führen. Falsch- und Überernährung führen also in den meisten Ländern dieser Erde zu echten Epidemien – das heißt, vor allem die große Menge an leicht verfügbaren, hochkonzentrierten Kalorien in Form von süßem und fettem Essen ist dafür verantwortlich.

INFOBOX Weniger essen, länger leben – Kalorienrestriktion im Tierversuch

Bereits 1935 zeigte der amerikanische Biochemiker und Gerontologe Clive McCay an der Cornell University in Ithaca, New York, dass bei Versuchsratten die Halbierung der täglichen Kalorienmenge in der Nahrung fast zu einer Verdoppelung der Lebensdauer führte. Seine Studienergebnisse blieben ein halbes Jahrhundert unbeachtet, erst Mitte der 1980er-Jahre wurde das Thema Kalorienrestriktion wieder aufgegriffen. In Versuchen stellte man fest, dass Ratten durch geringere Futtergaben nicht nur länger lebten, sondern auch um 50 Prozent seltener an Krebs erkrankten. Mittlerweile sind die positiven gesundheitlichen Effekte einer geringeren Kalorienzufuhr bei unterschiedlichsten Organismen, zum Beispiel Würmern, Fliegen oder Nagetieren, gut erforscht. Besonderes Aufsehen erregte 2009 die Veröffentlichung von Langzeitstudien der University of Wisconsin-Madison. An Rhesusaffen, deren Alterungsverhalten dem der Menschen sehr ähnlich ist, konnte gezeigt werden, dass sich durch eine Kalorienreduzierung nicht nur die Lebensspanne, sondern auch die Lebensqualität verbesserte. Gewisse Alterungserscheinungen, wie Haarausfall, Muskelschwund, Diabetes, Arthritis oder Lethargie, wurden durch die kalorienreduzierte Diät verhindert. Man stellte zudem fest, dass es nicht nur auf die Zahl der Kalorien ankommt, sondern vor allem auch auf die Art und Weise der Einnahme dieser Kalorien – und auf deren »Zusammensetzung«. Die Qualität des Futters, aber auch die Fütterungsintervalle haben also einen großen Einfluss auf die gesundheitlichen Effekte der Nahrung.

Wir fressen uns zu Tode

Generell scheint die Kalorie ein mangelhafter Gradmesser für den Nährwert des Essens zu sein. Der Kalorienbedarf des Menschen unterliegt zudem einer großen Schwankungsbreite. Obwohl sie nachweislich falsch sei, herrsche die Kalorientheorie der ausgewogenen Ernährung als solche weiter, quäle die Menschen und verkürze ihr Leben, schreibt die russische Ärztin Galina Schatalova (1916–2011) in ihrem Buch »Wir fressen uns zu Tode«. Und tatsächlich wird Schatalovas Befund durch wissenschaftliche Forschungen unterstützt: Die klassische Kalorientheorie entpuppt sich zunehmend wenn schon nicht als falsch, dann doch als bei Weitem unvollständiger, »löchriger« und »dehnbarer«, als die Wissenschaftler in der Vergangenheit glaubten.

Nach ihrem Medizinstudium arbeitete Schalatova an der Sowjetischen Akademie der Wissenschaften als Neurochirurgin und wurde in Folge zur ersten Leiterin der medizinischen Auswahlkommission für sowjetische Kosmonauten ans Institut für Weltraumforschung berufen. Später führte sie viele wissenschaftliche Experimente durch, einige davon im Auftrag der Geologischen Gesellschaft, der Sibirischen Akademie der Wissenschaften und des Wissenschaftlichen Instituts für Körperkultur in der damaligen UdSSR.

Durch ihre praktischen und theoretischen Arbeiten als Ärztin kam sie zu dem Schluss, dass ein gesunder Erwachsener im Ruhezustand täglich nicht mehr als 250 bis 400 Kilokalorien brauche und auch bei extremen Anstrengungen maximal 1000 bis 1200 Kilokalorien pro Tag notwendig seien. Die in unserer Kultur verbreitete Form der hochkalorischen Ernährung sei nicht nur Verschwendung, sondern erzeuge zahlreiche Krankheiten und sorge für eine vorschnelle Alterung.

Schatalova untermauerte ihre Behauptungen durch zahlreiche Leistungsexperimente, in denen sie Athleten mit kalorienreduzierter Ernährung gegen Kontrollgruppen antreten ließ, die nach den klassischen Ernährungstabellen verpflegt wurden. 1983 experimentierte sie mit Supermarathonläufern, die mit maximal 1200 Kilokalorien ernährt wurden. Die Athleten der Kontrollgruppe erhielten rund 6000 Kilokalorien, wie sie klassischerweise bei dieser extremen Form der Belastung verlangt werden. Nach Absolvierung des 500 Kilometer langen Laufes stellte sich heraus, dass die kalorienreduziert ernährten Athleten nicht nur leistungsfähiger waren als die Kontrollgruppe, sondern sogar noch an Körpermasse zugelegt hatten. Ende der 1980er-Jahre untersuchte Schatalova auch Teilnehmer von Wüstendurchquerungen. Die Mitglieder der Versuchsgruppe erhielten eine maximale Tagesration von 600 Kilokalorien – letztendlich waren sie deutlich leistungsfähiger, ausdauernder und gesünder als die Athleten der Kontrollgruppe mit »normaler« Kalorienzufuhr.

In ihrem Buch zeigt Galina Schatalova auch an Beispielen aus der Tierwelt, dass die »Heizkesseltheorie« der »Kaloretiker« der Überprüfung in der Praxis nicht standhält und gewaltigen Schaden an der Volksgesundheit anrichtet. Schatalova legte großen Wert auf die Feststellung, dass es nicht auf die Zahl der Kalorien ankomme – den Nährwert der Nahrung mache vielmehr ihre Natur-belassenheit aus. Sie plädierte für eine frische, pflanzenbasierte Rohkost in Verbindung mit viel Bewegung in der Natur und Atemübungen. Galina Schatalova wurde für ihre Behauptungen zu Lebzeiten massiv angegriffen. Durch die wissenschaftlichen Erkenntnisse in Bezug auf die Vorteile des Intervallfastens und der Autophagie sowie der Langzeitstudien zu »Calorie Restric-tion« werden Schatalovas Behauptungen nun zumindest teilweise vom wissenschaftlichen Mainstream bestätigt.

Der Kalorienmythos

Wahrscheinlich kennen viele das Phänomen, dass die gleiche Menge Essen beim einen »anschlägt«, beim anderen nicht. Manche Menschen können Unmengen an Kalorien zu sich neh-men und halten ihr Idealgewicht, während weniger Gesegnete »das Essen nur anschauen müssen, um zuzunehmen«. Gar viele Gründe werden genannt, um diese Unterschiede zu erklären, das Kalorienzählen wird allerdings selten infrage gestellt.

Es ist ein Ausdruck der Unwissenheit bezüglich der Wirkmecha-nismen der Nahrung in unserem Körper, dass das »Kalorien-system« nach wir vor am geläufigsten ist, wenn es darum geht, den Nährwert des Essens zu bestimmen. Hätten wir in anderen Bereichen unserer modernen Gesellschaft derart ungenaue und fehlerhafte Messwerkzeuge, würde das Chaos ausbrechen, weil wir nicht in der Lage wären, auch nur irgendetwas exakt zu quantifizieren beziehungsweise zu qualifizieren.

Stellen wir uns eine Waage vor, die uns Folgendes mitteilt: »Wie viel Sie wiegen, kann ich leider nicht sagen, aber andere Perso-nen in Ihrem Alter und mit Ihrer Größe wiegen 72 Kilogramm.« Das ist in etwa die wissenschaftliche Aussagekraft der Kalorien-bilanz: Um die Auswirkungen der aufgenommenen Kalorien auf

Leistungsfähigkeit und Körpergewicht einer bestimmten Person messen zu können, hilft sie uns nicht wirklich weiter. Während man bei einer Maschine sehr genau vorhersagen kann, wie sich eine bestimmte Menge an Treibstoff auswirkt, verhält es sich mit organischer Nahrung und Lebewesen ganz anders. Der Grund für die mangelnde Aussagekraft der Energiebilanztheorie (sie geht zurück auf das 18. Jahrhundert) mit ihren Kalorien beruht auf ebendieser Gleichsetzung von Verbrennungsvorgängen in Maschinen mit den Stoffwechselvorgängen in lebenden Organismen. René Descartes (1595–1650), einer der verdienstvollen Väter der Aufklärung, sah Lebewesen, ganz im Sinne des damals aufkommenden mechanistischen Weltbildes, als reduktive Automaten, die ganz ähnlich erklärbar seien wie Maschinen.

Die Konstruktion der berühmten »mechanischen Ente« durch Jacques de Vaucanson (1738), die vermeintlich Körner verdauen und in Kot verwandeln konnte, ist ein Bild jenes Verständnisses von Lebewesen, welches das Zeitalter der Aufklärung geprägt hat. Die Ente hat natürlich nie wirklich funktioniert.

Antoine Lavoisier (1743–1794), einer der Pioniere der modernen Chemie, glaubte Ende des Jahrhunderts, die Antwort auf die Fragen der Lebensenergie und der menschlichen Energiebilanz gefunden zu haben. Er entdeckte die entscheidende Rolle des Sauerstoffs in Verbrennungsvorgängen und veröffentlichte 1777 seine Kalorientheorie. Lavoisier war der Ansicht, dass die Stoffwechselvorgänge in Lebewesen im Prinzip gleich funktionieren würden wie die Verbrennungsvorgänge in Maschinen – beide benötigen Treibstoff und Sauerstoff, erzeugen Wärme und Abfallstoffe. Und er war der Ansicht, dass die Natur dieser kalorischen Prozesse in lebendiger und toter Materie gleich wäre und man sie deshalb in Maschinen wie in Lebewesen gleich messen und quantifizieren könne.

Etwas mehr als hundert Jahre später folgte der vermeintliche Beweis für diese Theorie: Die thermodynamischen Gesetze wurden erforscht, und Francis Benedict (1870–1957) und Wilbur Atwater (1844–1907) machten sich daran, den menschlichen Energiekreislauf mit den ersten Respirationskalorimetern zu vermessen. Sie konnten damit den aufgenommenen Sauerstoff und das abgegebene Kohlendioxid messen (die Ergebnisse sollten allerdings nur bis zum Aufkommen genauerer Messmethoden in den 1970-Jahren gelten) – und errechneten daraus eine theoretische Energiemenge. Das Ergebnis verglichen sie mit der tatsächlich produzierten Energiemenge ihrer Versuchspersonen. Sie berechneten die Durchschnittswerte ihrer Ergebnisse und sahen, dass sich direkte Kalorimetrie (Messung der Wärmeentwicklung) und indirekte Kalorimetrie (Messung der Atemluft) innerhalb einer gewissen Messtoleranz deckten. Das war es, was die Vertreter des mechanistisch-materialistischen Weltbildes hören wollten: Der Mensch ist eine, wenn auch komplexe, Verbrennungsmaschine.

Basierend auf diesen Erkenntnissen entwickelten Francis Benedict und James Arthur Harris (1880–1930) die bis heute gültige Francis-Benedict-Formel zur Errechnung des sogenannten Grundumsatzes, also der Menge an Kalorien beziehungsweise Joule, die der Mensch im Ruhezustand bei 28 Grad Celsius pro Tag benötigt. Diese Formel beruht allerdings nur auf statistischen Mittelwerten, und dementsprechend handelt es sich nicht um exakte Wissenschaft, sondern um reine Vorhersagen, wie bei der eingangs erwähnten Waage, die nicht exakt misst, sondern sagt, was »man« im gleichen Alter und bei gleicher Größe durchschnittlich wiegt. Das tatsächliche Gewicht kann mehr oder weniger deutlich davon abweichen.

Der Kalorienverbrauch im menschlichen Körper ist tatsächlich sehr variabel. Dass die nach der Francis-Benedict-Formel errechneten Voraussagen zum Grundumsatz richtig sind, unterliegt wahrscheinlich einer Verteilung nach der Gauß'schen Glockenkurve. Das bedeutet, dass der errechnete Kalorienverbrauch für viele Menschen in etwa stimmt, und je weiter wir auf der Kurve nach außen gehen, desto weiter weicht der tatsächliche Kalorienverbrauch ab (was dann auch weniger Menschen betrifft). Bis zu welchem Extrem diese Abweichungen reichen, lässt sich nicht sagen. Die Dokumentation »Am Anfang war das Licht« zeigt einige Individuen, die offensichtlich mit extrem geringer Kalorienzufuhr über sehr lange Zeit bei bester Gesundheit leben können (siehe Infobox »Lichtnahrung«). Am anderen Ende der Skala finden wir Menschen, die trotz enormer Kalorienmengen kaum oder gar nicht zunehmen.

Wie viel Nahrung braucht der Mensch? - Das Diät-Drama

Die reduktive, mechanistische Sichtweise der Natur ermöglichte den Siegeszug der Naturwissenschaften im 19. und 20. Jahrhundert. Wir verdanken ihr die Segnungen der modernen Technik und Medizin, aber auch eine gewisse Geringschätzung gegenüber dem Mysterium des Lebens, das bis heute nicht im Entferntesten enträtselt ist. Spätestens seit der Einführung der Quantenphysik ist dieses Weltbild auf dem Müllplatz der Wissenschaftsgeschichte gelandet – weil es aber das Leben verständlich macht, ist es nach wie vor sehr »erfolgreich« und treibt in unseren Köpfen weiterhin seine Blüten!

Trotz der kaum zu übersehenden Mängel im klassischen Konzept des menschlichen Energiesystems als Verbrennungssystem wurde die Idee lange nicht hinterfragt. Es dauerte rund zweihundert Jahre, bis vier wissenschaftliche Institute gemeinsam wagten, die ketzerische Frage zu stellen, wie viel »Treibstoff« der Mensch denn nun wirklich brauche. 1973 veröffentlichten das Physiologische Institut der Universität Glasgow, das National Institute for Medical Research in London, die Abteilung für menschliche Ernährung der London School of Hygiene and Tropical Medicine und das Institut für Ernährung am Queen Elizabeth College in *Nature*, dem angesehensten wissenschaftlichen Journal der Welt, den Artikel »How Much Food Does Man Require?« – »Wie viel Essen braucht der Mensch?« Kurz gefasst hieß die Antwort der Autoren: Wir wissen es nicht, weil es von Mensch zu Mensch und von Situation zu Situation so unterschiedlich ist. Genauer schreiben sie: »Wir glauben, dass die Energiebedürfnisse des Menschen und das Gleichgewicht zwischen Aufnahme und Verbrauch unbekannt sind … Die Ergebnisse von genauen Studien in einer Reihe von Ländern legen nahe, dass manche Menschen gesund und aktiv mit einer Energiezufuhr leben, die man nach derzeit gültigen Standards als ungenügend betrachten würde … Diese Studien unterstreichen das Ausmaß unserer Unwissenheit über die Mechanismen, mit denen unser Energiehaushalt aufrechterhalten wird.«

Auch wenn in der Öffentlichkeit oft ein anderer Eindruck vermittelt wird – die menschliche Energiebilanz ist für die Wissenschaft ein Buch mit sieben Siegeln. Die einfache Formel »Kalorienbedarf minus Kalorienzufuhr ist gleich Änderung des Körpergewichts« funktioniert in der Praxis in den wenigsten Fällen. Wer 3000 Kilokalorien verbraucht, aber nur 2500 Kilokalorien zuführt, sollte in der Theorie das Defizit von 500 Kilokalorien in Form von rund 55 Gramm Fett verlieren. Fast jeder, der einmal versucht hat, mit dieser Art Diät dauerhaft Gewicht zu reduzieren, weiß, dass sie zum Scheitern verurteilt ist. Die Theorie klingt zwar plausibel, weil wir uns den Menschen als »Heizkessel« vorstellen, aber der Mensch ist eben keine Maschine. Er steckt voller mysteriöser unerforschter Variablen, die vom Individuum und der Lebensweise abhängig sind.

Die erste Unbekannte in der Formel ist schon die Energiezufuhr, also die Kalorien selbst. Kalorie ist nicht gleich Kalorie: Ein Glas

Cola mag vielleicht die gleiche Kalorienanzahl wie ein Stück Obst aufweisen, ihre Wirkung im Körper ist aber vollkommen unterschiedlich. Der Energieverbrauch ist bestenfalls als statistischer Mittelwert fassbar, und schon der Grundumsatz, also der Kalorienbedarf eines Menschen im Ruhezustand, ist individuell so verschieden wie die Energiespeicherung.

»Je genauer wir messen, desto größer sind die Energiemengen, die wir nicht erklären können«, beschreibt der Stoffwechselforscher Paul Webb das Dilemma der Wissenschaftler, wenn es um den menschlichen Metabolismus geht. Webb entwickelte in den 1950er- und 60er-Jahren für die NASA hochsensible Kalorimeter, mit denen es ihm im Laufe der Jahrzehnte gelang, den Stoffwechsel immer genauer zu vermessen. Er entdeckte gewaltige Fehlbeträge in der menschlichen Energiebilanz. Wie schon Atwater und Benedict verglich auch Webb direkte und indirekte Kalorimetrie. Aus dem Sauerstoffverbrauch und der Kohlendioxidabgabe seiner Versuchspersonen errechnete er die theoretische Energiemenge, die durch die »Verbrennung der Kalorien« entstehen müsste – und verglich sie dann mit der tatsächlich produzierten Energiemenge der jeweiligen Versuchsperson. Mit seinen modernen und genauen Messmethoden machte er eine verblüffende Entdeckung: Beim Vergleich von direkter und indirekter Kalorimetrie kam es erstens zu großen individuellen Unterschieden und zweitens zu Unterschieden, die nicht mehr als Messtoleranzen erklärt werden konnten. Während bei manchen Personen direkte und indirekte Kalorimetrie mehr oder weniger übereinstimmten, betrug die Differenz bei anderen bis zu 23 Prozent. Rund ein Viertel der Energie dieser Personen war also kalorisch nicht erklärbar und kam aus einer unbekannten Quelle. Webb nannte diese unerklärbare Energiemenge »unmeasureable energy« – »nicht messbare Energie«. Die Studienergebnisse, die 1980 im renommierten *American Journal of Clinical Nutrition* veröffentlicht wurden, zeigten zudem, dass das Ausmaß dieser kalorisch nicht erklärbaren Energie umso größer wurde, je geringer die zugeführte Menge an Nahrung war. Also: Je weniger Kalorien dem Körper zugeführt werden, desto weniger Kalorien benötigt er – ein Phänomen, das jeder beobachten kann, der über längere Zeiträume hinweg fastet. Während wir in den ersten Tagen sehr rasch an Gewicht verlieren, flacht die Kurve mit der Zeit immer mehr ab. Trotz gleichbleibenden Outputs an Energie benötigt der Körper weniger Energiereserven. Was den westlichen Wissenschaftlern Kopfzerbrechen bereitet, ist in den östlichen medizinischen Traditionen seit jeher bekannt. Wir beziehen unsere Lebensenergie nicht nur aus den Kalorien der Nahrung.

INFOBOX Lebensenergie

Was ist Leben, und wie entsteht es? Wir brauchen gar nicht lange zu suchen, um eines der größten Mysterien auf diesem Planeten zu finden - das Phänomen Leben an sich. In jeder einzelnen Körperzelle existiert dieses Wunder. Wir alle haben es billionenfach »in uns«.

Auch wenn es manchmal so erscheinen mag, als könne die Wissenschaft den Kosmos im Großen und Ganzen erklären, sind wir doch weit davon entfernt. Glaubte man zum Ende des 19. Jahrhunderts, dass die Naturwissenschaft bald alle großen Fragen beantwortet haben werde, so brachten diese Antworten oft noch mehr ungelöste Fragen.

Seit Ende der 1990er-Jahre geht die Mainstream-Wissenschaft davon aus, dass rund 96 Prozent des Universums aus Dunkler Materie und Dunkler Energie bestehen, über deren Wesen und Existenz kaum etwas bekannt ist. »Über Dunkle Materie wissen wir nichts, und über Dunkle Energie wissen wir weniger als nichts«, ist ein pointierter Spruch in Physikerkreisen. Dunkle Materie und Dunkle Energie existieren auch in uns und unmittelbar um uns herum. Inwieweit das mit den umstrittenen feinstofflichen Energien der Grenzwissenschaften oder den Lebensenergiekonzepten aus Indien und China zusammenhängt, ist pure Spekulation. Fakt ist: Wir haben nicht die geringste Ahnung, wie man tote Materie zum Leben erweckt. Wissenschaftler können mit modernster Technik und Milliarden an Forschungsgeldern keine einzige Zelle aus ihren materiellen Substanzen synthetisieren und zum Leben erwecken. Das liegt daran, dass es einen prinzipiellen Unterschied zwischen Organischem und Anorganischem gibt, behaupten die Anhänger sogenannter vitalistischer Lehren, die eine eigenständige Lebenskraft als Grundlage und Prinzip alles Lebendigen ansehen.

In der Traditionellen Chinesischen Medizin wird dieses Prinzip mit dem Wort »Qi« bezeichnet. Das Wissen um den richtigen Fluss des Qi, also der Lebensenergie im Körper, ist für TCM-Ärzte das entscheidende Kriterium: Um den Menschen zu heilen, soll zum Beispiel durch Akupunktur das Qi wieder zum Fließen gebracht werden. Dem Qi der Chinesen entspricht in der ayurvedischen Medizin Prana – es gilt als eigenständiges Prinzip des Lebendigen. Der Psychiater und Sexualforscher Wilhelm Reich (1897–1957) wollte diese Lebensenergie unter der Bezeichnung Orgon in den wissenschaftlichen Diskurs einführen und wurde von seinen Kollegen dafür mit Spott und Hohn bedacht.

Die unterschiedlichen Ansätze der Medizin in Ost und West sind für den Ayurveda-Onkologen Vaidya Tapan Kumar in den Grundlagen westlicher und östlicher Traditionen zu finden: »Die große Leistung der westlichen Medizin war es, Leichen zu sezieren, um den materiellen Bauplan des Körpers zu verstehen. Aus diesem Grund ist die westliche Medizin gerade in der Notfallbehandlung so effektiv. Die östliche Medizin hat seit jeher nur vom lebendigen Körper gelernt, versteht deshalb die energetischen Vorgänge besser und hat in dieser Hinsicht Vorteile.«

Zweifellos erzielen Ayurveda und Traditionelle Chinesische Medizin mit ihrem Zugang zur Lebensenergie auch Behandlungserfolge, die der westlichen Medizin versagt bleiben. Den Messmethoden der klassischen Wissenschaft entziehen sich Qi, Prana & Co aber weiterhin, weshalb manche Skeptiker von »pseudowissenschaftlichem Unfug« sprechen. »Wer heilt, hat recht«, sagen die anderen, und so bleibt die Lebensenergie weiterhin ein ungelöstes und allgegenwärtiges Rätsel.

INFOBOX Lichtnahrung

Eines möchten wir vorwegnehmen: Wir warnen dringend vor Selbstversuchen mit dem sogenannten Lichtnahrungsprozess und vor anderen Experimenten mit dauerhaftem Nahrungs- oder Flüssigkeitsentzug, da es in diesem Zusammenhang bereits mehrfach zu schweren Komplikationen und sogar zu Todesfällen gekommen ist. Gleichzeitig gab und gibt es in fast allen Kulturen immer wieder Berichte über Menschen, die angeben, von wenig physischer Nahrung dauerhaft leben oder gar ganz darauf verzichten zu können.

Die viel diskutierte Kinodokumentation »Am Anfang war das Licht« verfolgt und untersucht einige dieser Geschichten – zum Beispiel jene des Schweizer Nationalheiligen Nikolaus von Flüe oder des indischen Yogis Prahlad Jani, der angibt, seit Jahrzehnten weder zu essen noch zu trinken, und sich in zwei vom indischen Militär überwachten klinischen Studien untersuchen ließ. Die Ergebnisse waren verblüffend, da der Yogi die zehn beziehungsweise 15 Tage ohne Essen, Trinken und Urinieren nach gängiger Lehrmeinung nicht hätte überleben dürfen. Ein wissenschaftlicher Beweis für jahrelanges Überleben unter diesen Bedingungen ist das nicht, dafür bedürfte es ebenso langer Studien. Aber die Ergebnisse dienen als Indiz: Dem Menschen dürfte in dieser Hinsicht ein wesentlich breiteres Spektrum zur Verfügung stehen, als die Mediziner in der Vergangenheit für denkbar gehalten haben. Die bislang längste Fastenstudie wurde ebenfalls in Indien am »Sun Gazer« Hira Ratan Manek durchgeführt, der sich einem medizinisch überwachten 411-tägigen Fastenexperiment unterzog, bei dem er ausschließlich Wasser zu sich nahm. Manek verlor während der Zeit ohne kalorische Nahrung 19 Kilogramm Körpergewicht. Aufgrund dieses Gewichtsverlustes fehlt also auch hier der Beleg für die Möglichkeit, ganz ohne physische Nahrung auszukommen. Was wir dennoch daraus ablesen können, ist ein klarer Hinweis darauf, dass kalorisch nicht erklärbare Energiemengen einen sehr großen Anteil an der menschlichen Energiebilanz haben könnten.

Das medizinische Qigong der chinesischen Tradition geht davon aus, dass Essen und Atmen nur zwei Möglichkeiten sind, um Lebensenergie aufzunehmen. Das sogenannte Qi, die Lebensenergie, kann nach chinesischer Auffassung auch direkt über die Haut absorbiert werden und die physische Nahrung ganz oder teilweise ersetzen. In China wird diese Technik als »BiGu«, bezeichnet, was so viel bedeutet wie »ohne Brot«, oder genauer als »BiGu FuQi«, »ohne Brot und direkt durch Qi«.

Mittlerweile gibt es auch unter westlichen Wissenschaftlern erste Hypothesen darüber, wie der Körper Energie produzieren beziehungsweise aufnehmen kann, ohne den Umweg über das Essen nehmen zu müssen. Bis zu welchem Grad das möglich sein kann, ist wissenschaftlich gesehen allerdings noch eine völlig offene Frage und bietet reichlich Stoff für zukünftige Forschungen.

Woher beziehen wir unsere Energie?

Die menschliche Energiebilanz weist, wie erwähnt, Abweichungen von den Vorhersagen der Kalorientabellen in beide Richtungen auf. Die Frage, was mit der überschüssigen Energie bei schlechten »Futterverwertern« passiert, ist weitaus leichter zu beantworten als die Frage, woher sie bei den sogenannten »Fastenwundern« kommt.

Über den Darm können wir Nährstoffe ausscheiden, die der Körper nicht als Energie aufgenommen hat. Nicht nur die Gene sind verantwortlich dafür, ob eine Person Nährstoffe auf- und dabei zunimmt oder diese ausscheidet und schlank bleibt – auch die Bakterien in unserem Darm spielen hier eine entscheidende Rolle. Erst in den letzten Jahrzehnten gibt es in der Wissenschaft ein Bewusstsein für die enorme Bedeutung der Darmflora für die menschliche Energiebilanz. Billionen von Bakterien, die unseren Darm bevölkern, beeinflussen nicht nur unser Immunsystem und unser psychisches Wohlbefinden, sondern auch unseren Stoffwechsel. Bestimmte Bakterienstämme erfüllen ganz entscheidende Aufgaben, wenn es darum geht, Bestandteile der Nahrung in verwertbare Substrate zu verwandeln. Wissenschaftliche Studien zeigen, dass es einen direkten Zusammenhang zwischen Übergewicht und bestimmten Bakterienarten gibt. Im Mäuseversuch gelang der Nachweis, dass eine Kotverpflanzung von einem Mäusedarm zum anderen aus schlanken Mäusen übergewichtige Mäuse machte, weil die zur Verfügung gestellte Nahrung durch die entsprechenden Bakterienstämme intensiver verwertet wurde.

Was aber passiert, wenn im Darm keine Nahrung zu verwerten ist? Denken wir an die Studien von Paul Webb: Hier zeigte sich, dass die kalorisch nicht erklärbaren Energiemengen gerade dann anstiegen, wenn die Versuchspersonen fasteten. Für die Vertreter des medizinischen Qigong ist das leicht erklärbar, da man dort davon ausgeht, dass die Lebensenergie, das Qi, nicht ausschließlich durch die physische Nahrung beziehungsweise den Atem aufgenommen wird, sondern auch direkt, etwa über die Haut.

Licht und Wasser - »Menschliche Fotosynthese?«

Für die meisten westlichen Wissenschaftler war und ist das purer Aberglaube. Die Wissenschaft ist bislang davon ausgegangen, dass Essen und Sauerstoff die einzige Basis für die menschliche Energieaufnahme darstellen. Erst in den letzten Jahren mehren sich die Anzeichen dafür, dass die bisherige Fokussierung der Zellbiologie auf die Oxidation von Glucose (den Zellbrennstoff Traubenzucker) als einzige dem Menschen zugängliche Energiequelle nicht ausreicht, um die menschliche Energiebilanz in vollem Umfang zu erklären. So konnte ein Forscherteam der Columbia University in New York kürzlich zeigen: Unsere Zellkraftwerke, die Mitochondrien, sind in der Lage, Lichtphotonen direkt in Energie umzuwandeln. Und eine andere Studie lieferte Hinweise darauf, dass der Zellfarbstoff Melanin eine tragende Rolle bei der Energiegewinnung aus Sonnenlicht spielen könnte. Ist die Wissenschaft immer davon ausgegangen, nur Pflanzen wären in der Lage, Sonnenlicht direkt in Energie umzuwandeln, mehren sich nun also die Hinweise, dass es doch auch so etwas wie eine »menschliche Fotosynthese« geben könnte.

Am Institut für Biotechnologie an der Universität Washington geht man davon aus, dass das Körperwasser eine Schlüsselposition bei der direkten Energieaufnahme spielt. Das Wasser in unseren Zellen stellt mengenmäßig die mit Abstand wichtigste Substanz unseres Körpers dar. In der Vergangenheit wurde sie aber nie direkt mit der Energieaufnahme in Verbindung gebracht. Vor wenigen Jahren entdeckten die Forscher aus Washington jedoch, dass es sich beim Zellwasser nicht um normales flüssiges Wasser handelt, sondern um sogenanntes »EZ Water« oder »Gelwasser«, das weder fest noch flüssig oder gasförmig ist, sondern einen bislang unbekannten vierten Aggregatzustand aufweist.

Dieser vierte Aggregatzustand des Wassers in unseren Zellen hat ganz besondere chemische und physikalische Eigenschaften, die

Instituts- und Forschungsleiter Gerald Pollack folgendermaßen beschreibt: »Neueste experimentelle Daten beweisen die Existenz dieses geordneten, flüssig-kristallinen Aggregatzustandes und zeigen auch seine Eigenschaften. Gelwasser ist zähflüssiger, dichter und alkalischer als normales H_2O und enthält mehr Sauerstoff, weshalb die chemische Formel auch H_3O_2 lautet. Außerdem hat dieses Wasser eine negative Ladung. Wie eine Batterie kann es Energie speichern und bei Bedarf abgeben. Die Energie, um diese Wasserstruktur herzustellen, kommt letztlich von der Sonne. Umgebungsenergie verwandelt gewöhnliches Wasser in geordnetes Wasser. Entscheidend für die Existenz dieses vierten Aggregatzustandes ist Licht. Die umgebende Infrarotstrahlung ist ausreichend, um den Zustand aufrechtzuerhalten, zusätzliches Licht verstärkt ihn noch. Die beschriebenen Beispiele implizieren, dass durch das Medium Wasser viele Prozesse angetrieben werden. Diese Energiequelle könnte erklären, warum manche Menschen mit wenig oder womöglich ganz ohne Essen auskommen.« (Siehe Kapitel »Lichtnahrung«.)

Nachgewiesene Effekte

Ein anderes Phänomen, das uns hilft, die Rätsel der menschlichen Energiebilanz zu entschlüsseln, wird seit den 1990er-Jahren intensiv erforscht und ist mit der Verleihung des Medizin-Nobelpreises 2016 endgültig in der Mainstream-Wissenschaft angekommen – die »Autophagie«. Die vorliegenden Forschungsergebnisse legen nahe, dass dieser durch Fasten induzierte Zellmechanismus einen der effektivsten Heilungsprozesse und Verjüngungseffekte in Gang setzt, den unser Körper zu bieten hat.

AUTOPHAGIE - SUPERMEDIZIN UND JUNGBRUNNEN FÜR DIE ZELLEN

Das Fastenphänomen der Autophagie wurde in den 1960er-Jahren bei Experimenten mit Ratten erstmals beobachtet. Die Versuchstiere bekamen über einen längeren Zeitraum keine Nahrung, und die Forscher konnten beobachten, dass die »hungernden« Rattenzellen Bläschen bildeten, in denen sie Teile ihres Innenlebens zu verdauen begannen. Damals wurde der Name Autophagie geprägt – aus den griechischen Worten »autos« für »selbst« und »phagein« für »fressen«, es bedeutet also »sich selbst fressen«. Auch wenn der Name etwas anderes impliziert, Autophagie hat im Normalfall mehr mit Selbstreinigung und Regeneration zu tun als mit Selbstkannibalismus.

Wie bei allen komplizierten Prozessen passieren auch in der Zelle Fehler. Eiweiß kann sich falsch entfalten und dabei klumpen, fehlentwickelte Mitochondrien können toxische Substanzen entwickeln und dadurch die Zellgesundheit beeinträchtigen. Ist die Zelle nicht in der Lage, ihre defekten Bestandteile zu reparieren, muss sie diese entsorgen: Die Zelle erkennt den »Müll«, lässt ein Bläschen darum wachsen, das Autophagosom, gleichsam den Müllsack, und transportiert diesen in die zelleigene Recyclinganlage, das Lysosom. Dort wird der »Müll« in seine Einzelbestandteile zerlegt und wiederverwertet. Autophagie dient also nicht nur der Energiegewinnung in Hungerzeiten, sondern vor allem der Zellregeneration und Gesundheit. Denn sammeln sich zu viele Stoffwechselendprodukte und anderer »Müll« im Zellinneren an, sind Krankheiten, vorzeitige Alterung und schließlich der Zelltod die Folge.

Die Wissenschaft geht heute davon aus, dass uns die Autophagie vor einer ganzen Reihe von Erkrankungen schützen kann und auch Anti-Aging-Effekte aktiviert. Diese Zusammenhänge sind lange unentdeckt geblieben. Erst Ende der 1980er-Jahre begann der japanische Zellbiologe Yoshinori Ohsumi, die Autophagie ins Zentrum seiner Forschungsarbeiten zu stellen. Seine Grundlagenforschungen wurden 2016 mit dem Nobelpreis für Medizin belohnt, denn sie waren die Basis für das Verständnis dieses essenziellen Prozesses.

In Versuchen mit Mäusen wollte man herausfinden, was passiert, wenn man das für die Autophagie verantwortliche Gen blockiert. Wie sich zeigte, konnten Mäusejungen mit dem blockierten Gen die ersten Tage nach der Geburt nicht überleben, weil sie nicht in der Lage waren, die Hungerphasen bis zur ersten Fütterung zu verkraften. Wurde bei erwachsenen Tieren die Autophagie unterbunden, kam es zu einer ganzen Reihe von Krankheiten. Die Ansammlung von Stoffwechselmüll im Inneren der Zelle führte zuallererst zu neurodegenerativen Erkrankungen wie Alzheimer oder Parkinson. Studien an Mäusen zeigten außerdem, dass eine fehlende Autophagie auch Krebs und Infektionskrankheiten begünstigt.

Eine »verschmutzte« Zelle fällt Krankheitserregern leichter zum Opfer, durch die Autophagie kann sie hingegen Bakterien und Viren direkt verdauen und daraus Energie gewinnen – ein doppelter Nutzen. Der Selbstreinigungsprozess der Zelle hilft, den Blutdruck zu stabilisieren, er stärkt das Herz und das Immunsystem und unterstützt darüber hinaus die Heilung einer ganzen Reihe chronischer Erkrankungen, von Rheuma über Arthritis bis zu Diabetes.

Mehrere Studien belegten auch den klaren Anti-Aging-Effekt. In Modellorganismen und an Versuchstieren konnte der Alterungsprozess um bis zu ein Drittel verlangsamt werden, wenn ausreichende Zeiten der Autophagie möglich waren. Der Biologe und Altersforscher Valter Longo hat diese Auswirkungen an der University of Southern California erforscht. Er ist davon überzeugt, dass Fasten eines der stärksten Medikamente ist, die uns zur Verfügung stehen.

Autophagie hat nur einen Nachteil: Sie funktioniert am besten mit komplett leerem Magen.

Erst wenn keine neuen Nährstoffe mehr nachgeliefert werden und die kurz- und mittelfristigen Energiespeicher, wie das Glykogen in den Muskeln und der Leber, geleert sind, wird der Prozess langsam gestartet. Er beginnt nach rund zwölf Stunden Nahrungskarenz und wird schrittweise hochgefahren – es dauert einige Stunden, bis die Autophagie voll aktiviert ist. Abgebrochen werden kann der Selbstreinigungsprozess allerdings sehr schnell: Wenn wir wieder zu essen beginnen. Selbst ein Schluck Apfelsaft reicht aus, um das »Hungerprogramm« zu beenden, denn es gilt dann, schnell verfügbare Nährstoffe zu verarbeiten.

Um einen ausreichenden Autophagie-Effekt zu ermöglichen, sollten wir die Nahrungszufuhr nach derzeitigem Wissensstand zumindest für 16 Stunden unterbrechen. Denn ähnlich wie wir im Arbeitsleben scheint es auch die Zelle zu schätzen, wenn sie nach acht Stunden »Arbeitszeit« zumindest 16 Stunden Regenerationszeit bekommt.

EXPERTENINTERVIEW:
UNIV.-PROF. DR. THOMAS PIEBER, INTERNIST

Thomas Pieber ist Vorstand der Universitätsklinik für Innere Medizin an der Medizinischen Universität Graz. Gemeinsam mit der Forschungsgruppe rund um den Molekularbiologen Frank Madeo zählen er und sein Team zu den weltweit führenden Wissenschaftlern auf dem Gebiet der Autophagie- und Intervallfastenforschung.

Herr Professor, was weiß die Wissenschaft derzeit sicher über die Autophagie und ihre medizinischen Wirkungen?
Erforscht ist, dass die Autophagie beim Menschen genauso funktioniert wie bei der Maus, bei Insekten und noch einfacheren Organismen. Es ist ein enorm wichtiger Mechanismus, der sich über die gesamte Evolution erhalten hat. Lange Zeit war die Autophagie ein Stiefkind in der Erforschung des Alterungsprozesses – man hat übersehen, dass es sich dabei nicht nur um die Wiederverwertung von Abfällen handelt, sondern um ein ganz wichtiges Regenerationsprogramm für die Zellen. Die Erkenntnisse waren so sensationell, dass dafür der Nobelpreis verliehen wurde. Wir wissen außerdem, dass die Autophagie getriggert wird, wenn wir eine Fastenperiode haben, und dass die Behauptung, Fasten sei ungesund, so nicht stimmt. Natürlich müssen wir hinschauen, wie lange gefastet wird und um welche Form des Fastens es sich handelt. Aber wir sehen die gleichen positiven Wirkungen, die wir bei Mäusen und anderen Versuchstieren sehen, auch beim Menschen.

Heißt das, Fasten ist wissenschaftlich rehabilitiert?
Wir haben in den letzten zehn Jahren gelernt, dass Fasten nicht, so wie früher angenommen, etwas Schlechtes für den Stoffwech-

sel und den Organismus ist, sondern etwas extrem Gesundes. Das
ist ein Paradigmenwechsel. Das, was man früher empfohlen hat,
mäßig, aber regelmäßig zu essen, stimmt eigentlich nicht. Es
stimmt schon gar nicht, wenn wir regelmäßig zu viel essen – das
führt uns direkt zu all den Problemen wie Übergewicht, Herz-
insuffizienz oder Diabetes. Fastenperioden haben, so wie viele
Religionen immer behauptet haben, offensichtlich wirklich einen
Reinigungseffekt. In der Zelle scheint das tatsächlich zu passieren. Wenn wir zurückdenken in die Evolutionsgeschichte des
Menschen: Früher gab es keine Phasen, in denen immer ein
Frühstück, ein Mittagessen, eine Kaffeejause, ein Abendessen und
ein Betthupferl zur Verfügung standen. Wir hatten entweder
Glück bei der Jagd, dann verfügten wir über sehr viel Nahrung,
oder es gab Phasen, in denen wir wenig oder gar nichts zu essen
hatten. Dann war es wichtig, dass unser Stoffwechsel trotzdem
funktionierte und wir fit blieben. Und die Autophagie ist wichtiger Bestandteil dieses Fitnessprogrammes. Wenn wir die nicht
mehr einschalten, bekommen wir Zivilisationserkrankungen.
Also: Fasten ist extrem gesund.

In welchen Bereichen sehen Sie diese positiven
gesundheitlichen Wirkungen?
Es verbessert sich etwa die Herzfunktion dramatisch – wir sehen
das Phänomen, dass mittellange Fastenperioden die Herzfunktion
so weit steigern, dass in der Sportmedizin sogar untersucht wird,
ob man das nicht sogar als Doping einstufen müsste. Viele Stoffwechselvorgänge und das Immunsystem werden positiv beeinflusst. Wir haben sogar Hinweise, dass es sich positiv auf die
Gedächtnisleistung auswirkt. Wir sehen zumindest bei Modellorganismen wie dem Hefepilz und in Tierexperimenten mit
Fadenwürmern, Fliegen und Mäusen tatsächlich, dass Fasten
darüber hinaus ein Anti-Aging-Mittel ist, das die Lebensspanne

um bis zu ein Drittel verlängern kann. Ob das beim Menschen auch so ist, werden wir nie ganz sicher wissen, weil wir keine entsprechenden Langzeitstudien machen können, in denen wir einen Menschen jahrzehntelang unter kontrollierten Bedingungen leben lassen.

Inwiefern können Autophagie und Fasten bei der Gewichtsreduktion helfen?

Wir müssen hier unterscheiden zwischen Intervallfasten und längeren Fastenperioden, wie wir sie vom klassischen Heilfasten kennen. Längere Fastenperioden von ein, zwei Wochen führen oft zum berühmten Jo-Jo-Effekt und damit mitunter sogar zu einer unerwünschten Gewichtszunahme, weil die Menschen nach der Fastenwoche im Kloster zu ihren alten Essensmustern zurückkehren und dann durch den effektiveren Stoffwechsel oft viel stärker an Gewicht zulegen. Beim Intervallfasten sieht es anders aus. Man hat zum Beispiel im Tierexperiment Mäuse in zwei Gruppen aufgeteilt. Die eine Gruppe muss sich regelmäßig kurzen Fastenperioden unterziehen. Die andere Gruppe bekommt normales Essen, und wir stellen sicher, dass die Fastengruppe trotzdem insgesamt gleich viel Nahrung pro Woche zu sich nimmt wie die Mäuse, die regelmäßig essen. Dann nehmen die Mäuse mit den Fastenintervallen, auch wenn sie insgesamt zu viele Kalorien zu sich nehmen, nicht zu, während die anderen Mäuse, die regelmäßig essen, erwartungsgemäß an Gewicht zulegen. Was heißt das für uns Menschen? Die gleiche Kalorienmenge anders verteilt entscheidet, ob ich Übergewicht bekomme oder nicht. Wir wissen aber noch nicht ganz genau, warum Intervallfasten hilft, dauerhaft Gewicht zu verlieren – versus andere Fastenregime oder ernährungsmedizinische Interventionen, die meistens scheitern. Das hat vermutlich auch mit unserem Magen zu tun. Er ist so konstruiert, dass er sich stark ausdehnen kann, wenn genug Essen vorhanden ist. Wenn wir ihn regelmäßig überdehnen, wird er immer größer. Wenn man ihn jedoch über 16 Stunden hinweg nicht dehnt, wird er wieder kleiner, und das Sattheitsgefühl kommt auch ein bisschen früher. Wie gesagt, unser Verdauungsapparat ist darauf ausgelegt, momentan sehr viel aufzunehmen, um dann aber wieder kleiner zu werden. Problematisch wird es, wenn er permanent überdehnt wird. Das Intervallfasten bringt hier eine tief sitzende Selbstregulation zurück. Das Konzept ist für mich überzeugend, und es gibt derzeit keine wissenschaftliche Studie, die dem widerspricht.

Kann man sagen, dass Intervallfasten in Bezug auf die Gewichtsreduktion effektiver ist als andere Diäten?
Die klassische Ernährungsmedizin ist, man kann fast sagen, grandios gescheitert. Wir haben wissenschaftliche Beweise, dass wir viele Kohlenhydrate essen sollen, wir haben Beweise, dass wir viel Fett und wenige Kohlenhydrate essen sollen, wir haben die Steinzeit-Diät, in der man unbegrenzt Eiweiß und Fett essen darf, aber keine Kohlenhydrate. Es gibt die verschiedensten Konzepte – alle funktionieren nur am Anfang, aber nicht auf Dauer. Was sich jetzt zeigt, und es dringt zunehmend auch in den Mainstream durch, ist, dass es weniger darauf ankommt, was wir essen, sondern mehr darauf, wie über den Tag verteilt wir essen – also dass wir Fastenperioden für die Regeneration haben. Die Entscheidung, ob Steinzeit-Diät, Kohlenhydrat-Diät etc. kann man ganz nach Geschmack treffen, solange man die Kalorienaufnahme entsprechend verschiebt und genügend lange Fastenintervalle einlegt. Das Konzept »mäßig, aber regelmäßig« scheint ungesund zu sein. Viel gesünder wäre es, zu feiern und gut zu essen und dann dafür Fastenperioden einzuschieben.

Wie lange müssen die Fastenintervalle sein, um zu wirken?

Wir sehen bei 16 Stunden Phänomene, aber die Grenze liegt irgendwo zwischen zwölf und 24 Stunden. Hier gibt es noch viel Arbeit zu tun. Wir müssen uns vor Augen führen, dass es nicht die eine Autophagie gibt. Es ist eine ganze Kaskade von Prozessen, die hier abläuft. Das passiert unmerklich, da ist kein Schalter, der umgelegt wird. Das sind alles fließende Prozesse. Nach vier Stunden ohne neue Energie beginnt der Organismus erst einmal, die schnell verfügbaren Energiereserven abzubauen – die reichen dann vier, fünf, sechs Stunden. Wenn sie abgebaut sind, beginnt der Körper, parallel auf Speicher zurückzugreifen, zum Beispiel auf den berühmten Fettspeicher. In dieser Phase wird nicht nur der Bauchspeck angezapft, die »eiserne Reserve«, sondern auch die Autophagie gestartet. Dieser Prozess beginnt langsam und schleichend. Je länger aber das Fasten dauert, umso mehr wird die Autophagie hochgefahren und in allen Geweben und Organen aktiv. Das volle Programm läuft erst, wenn wir länger fasten. Natürlich ist es bequemer, kürzer zu fasten, aber wie weit wir hinuntergehen können, wissen wir noch nicht sicher. Wie so oft ist es wahrscheinlich auch individuell verschieden, wo die Grenze liegt. Hier braucht es noch mehr Forschung, und deshalb empfehlen wir vorerst längere Fastenperioden von 16, 18 oder 20 Stunden. Bei 24 Stunden funktioniert es ganz sicher.

Gibt es Gefahren beim Intervallfasten und Kontraindikationen?

Wir können nicht sagen, wie es bei Schwangerschaft und Stillen wirkt. Das müssen wir uns erst anschauen, aber dort ist es sicher klug, das zu tun, was allgemein medizinisch empfohlen wird. Bei allen Akuterkrankungen wissen wir nicht, ob Fasten günstig ist oder nicht. Aus der Intensivmedizin können wir sagen, dass zu frühe Kalorien nicht hilfreich sind. Wo wir allerdings begonnen haben hinzuschauen, das sind chronische Zivilisationserkrankungen. Und dort gibt es sehr viele Hinweise, dass durch Intervallfasten ein Nutzen entsteht. Wir sehen bei Menschen, die Intervallfasten schon viele Jahre betreiben, keinerlei schädliche Nebenwirkungen. Also wenn Sie fragen, wo die Gefahr ist, dann sage ich: Eigentlich regelmäßig zu essen. Das Nächstgefährlichere ist, zu radikal zu fasten. Denn natürlich kann man Fasten und Intervallfasten übertreiben, nämlich so wenig essen, dass man untergewichtig wird und Organfunktionsstörungen dazukommen. Wir kennen das Krankheitsbild der Anorexia nervosa, der Magersucht. Das ist natürlich die Kehrseite. Zur Sicherheit ist es immer gut, einen Mediziner mit offenem Mindset zu konsultieren, um auszuloten, ob etwas ungünstig sein könnte. Wir kennen aber wenige echte Kontraindikationen, und es ist sehr unwahrscheinlich, dass das, was der Mensch in seiner ganzen Geschichte gelernt hat, nämlich, mit Hungerperioden umzugehen, per se schlecht sein sollte.

Betreiben Sie selbst auch Intervallfasten?
Ich mache das allein schon aus Neugier, weil ich das, was mir die Versuchspersonen erzählen, auch selbst ausprobieren wollte. Viele berichten, dass sie in den ersten zwei, drei Wochen zu kämpfen haben mit Hungergefühlen, Müdigkeit und einem Leistungsknick und dass sich das dann später umdreht und man an den Fastentagen leistungsfähiger ist. Ich selbst mache ein bis zwei Fastentage pro Woche, und mittlerweile lege ich mir die Fastentage schon im Kalender auf die sehr anstrengenden Tage, weil ich merke, dass ich dann leistungsfähiger bin.

INTERVALLFASTEN -
THEORIE UND PRAXIS

Sie möchten sich gesünder, vitaler und voller Energie fühlen? Und vielleicht auch abnehmen oder schlank bleiben, doch von Diäten und vom Kalorienzählen haben Sie schon genug? Sie wünschen sich ein Konzept, das Ihnen hilft, aus dem ständigen »Essensrad« herauszufinden? Eine Methode, die einfach und langfristig in Ihr Leben integrierbar ist und die Ihr Wohlbefinden unterstützt? Dann sind Sie hier richtig!

ERFAHRUNGSBOX Margit Fensl:
Berichte aus der Ernährungspraxis

Wenn sich jemand zu einer Ernährungsberatung bei mir anmeldet, so bitte ich vorab, zwei Wochen lang ein Ernährungsprotokoll zu führen. Dabei notiert man, wann, wie viel und was man isst und wie man sich nach dem Essen fühlt: Ist man satt, zufrieden und konzentriert? Und das auch noch drei Stunden nach der Mahlzeit?

Die Protokolle, die ich dann zu Gesicht bekomme, sind unterschiedlich, zeigen immer wieder aber auch Gemeinsamkeiten.

Eine leicht übergewichtige Managerin mittleren Alters erzählt stolz, dass sie sich sehr gesund ernährt. Zum Frühstück um sechs Uhr morgens macht sie sich schon einen Smoothie mit Obst, Gemüse und vielen Nüssen. Am Vormittag gibt es Äpfel und Birnen, zu Mittag Kartoffelsuppe und einen bunten Gemüsereis mit Feta. Weiter geht es mit einem Beerenkuchen - und nachmittags mit einem Müsliriegel. Abends gibt es einen selbst gemachten Hummus mit Gurken und Vollkornbrot, und um 22 Uhr beim Fernsehen stehen noch ein paar Haselnüsse oder Pistazien und ein Viertelliter Apfel-Karotten-Saft auf dem Programm. Trotz der vielen gesunden Lebensmittel, die die Klientin zu sich nimmt, kann sie nicht abnehmen.

Eine junge Studentin isst nur häppchenweise: Kleine Portionen würden besser verdaut und hielten den Blutzuckerspiegel gleichmäßig aufrecht. Zum Frühstück nimmt sie einen Espresso und ein Kipferl zu sich, als Vormittagsjause ein kleines Fruchtjoghurt und zwischendurch ein Häppchen Obst. Zu Mittag steht ein kleiner Salat mit Gebäck auf dem Speiseplan, und bevor das Nachmittagstief kommt, gibt's Kekse mit Kaffee, eine Stunde später gleich noch eine Obstjause und nach der Uni ein Pilzrisotto. Vor dem Laptop gönnt sie sich auch hin und wieder Popcorn. Die Studentin fühlt sich müde und nimmt ständig zu, obwohl sie ihren Kalorienbedarf eingehalten hat.

Ein junger, leicht übergewichtiger und trotzdem sportlicher Mann erzählt von seinem Abnehmprogramm: Von sechs bis 21 Uhr gibt's alle drei Stunden kleine proteinreiche Mahlzeiten - mehrere Wochen lang treibt er auch regelmäßig Sport. Zu Beginn hat er gut abgenommen, doch jetzt nimmt er wieder zu.

Wie man aus den Protokollen wohl am augenscheinlichsten erkennen kann: Alle drei lassen ihren Verdauungstrakt nie zur Ruhe kommen. Er ist ständig beschäftigt, muss verdauen und Insulin produzieren, damit der Zucker aus dem Blut in die Zellen gelangen kann. Wenn der Blutzuckerspiegel dann noch weiter absinkt, ist der Heißhunger vorprogrammiert - und man greift gleich wieder zum Essen. Auf diese Weise sind Zellreinigung oder Fettverbrennung im Körper einfach unmöglich. Bei genauerer Betrachtung stellte sich übrigens auch heraus, dass sich meine Klienten nicht typgerecht ernährten - später mehr zu diesem Thema.

Es kommt auf das Timing an

Wissenschaftliche Studien (siehe Kapitel »Von Labormäusen völlern lernen«) zeigen, dass es beim Essen auch ganz besonders auf das Timing ankommt. Wann essen wir und wann machen wir Pausen? Die Autophagie, also die Zellreinigung, die wir im vorigen Kapitel besprochen haben, kommt erst nach Stunden der Nahrungskarenz in Gang. Man nimmt an, wie Thomas Pieber in seinem Interview ausführt, dass sie nach etwa zwölf Stunden einsetzt und nach etwa 16 Stunden im »Vollbetrieb« läuft.

Die Methode, die darauf Rücksicht nimmt, bei der man also über Stunden auf eine Nahrungszufuhr verzichtet, nennt sich Intervall- oder Kurzzeitfasten. Anders als beim »echten« Fasten wird in bestimmten Zeitabständen gegessen. Der Rhythmus ist das Erfolgsgeheimnis – er kann durchaus unterschiedlich ausfallen, sollte aber nicht dauernd gewechselt werden.

Aufgrund der wiederholt ablaufenden Autophagieprozesse entlasten wir beim Kurzzeitfasten regelmäßig unseren Organismus. Das macht ihn widerstandsfähiger, verhindert Krankheiten und lässt auch das Abnehmen leichter gelingen. Denn anders als herkömmliche Fastenkuren ist das Intervallfasten auch zur Gewichtsabnahme und dauerhaften Gewichtsstabilisierung geeignet und führt nicht zum Jo-Jo-Effekt.

INFOBOX Wie entsteht der Jo-Jo-Effekt?

Fasten wir länger als drei Tage oder verschreiben wir uns einer Blitzdiät, wird unserem Körper eine »Hungerkrise« signalisiert: Der Stoffwechsel schaltet auf Sparflamme und kommt mit weniger Energie aus. Sind die Glykogenspeicher (Zuckerspeicher) einmal geleert, wird die benötigte Energie aus dem Fettgewebe und aus den Eiweißreserven hergestellt, und damit schwindet auch die stoffwechselaktive Muskelmasse. Der Grundumsatz sinkt, das bedeutet, der Energiebedarf im Ruhezustand wird niedriger, und der Stoffwechsel verlangsamt sich. Essen wir danach wieder wie gewohnt, bleibt der Körper dennoch in seiner »Energiesparfunktion«, um für schlechte Zeiten gerüstet zu sein. Wir nehmen also stetig an Gewicht zu und bringen schlussendlich »dank« des Jo-Jo-Effekts oft mehr auf die Waage als vor der Fastenkur.

Wir können fasten

Die Vorstellung, 16 Stunden lang nichts zu essen, mag vielleicht befremdlich erscheinen. Wie soll man das schaffen? Nun, wir haben bereits darauf hingewiesen: Unser Körper ist aus seiner Entwicklungsgeschichte heraus durchaus an das Fasten gewöhnt. Und auch heute fasten wir eigentlich täglich: Wir wandern, zumindest die meisten von uns, nicht Nacht für Nacht zum Kühlschrank und holen uns etwas zu essen. Der englische Ausdruck »breakfast« zeigt es wortwörtlich: Die erste Mahlzeit des Tages heißt »Fastenbrechen«. Wenn wir die nächtlichen Fastenzeiten um ein paar Stunden verlängern, wird daraus ein Kurzzeitfasten. So betrachtet wirkt diese Art der Ernährung gleich gar nicht mehr abschreckend – oder?

Tages-Rhythmus oder Wochen-Rhythmus

Es gibt – grob unterteilt – zwei Varianten des Intervallfastens: Bei einem täglichen Rhythmus wird stundenweise auf Nahrung verzichtet, bei einem wöchentlichen verzichtet man tageweise darauf.

Intervallfasten-Methoden

TAGES-RHYTHMUS 16:8-METHODE

Essen Sie in einem Zeitfenster von acht Stunden und fasten Sie dann die weiteren 16 Stunden des Tages. Grundsätzlich empfehlen wir diese Methode des Intervallfastens: Man kann mehrere Mahlzeiten pro Tag einnehmen, und der Autophagieprozess kommt dennoch voll in Gang – das ist doch ideal!

16:8-Fasten eignet sich wie andere täglichen Varianten als Dauermethode oder auch für einzelne Tage pro Woche. Planen Sie aber immer die gleichen Tage dafür ein, dann kann ein Rhythmus entstehen.

So funktioniert die Methode in der Praxis

Wenn Sie gerne frühstücken, so tun Sie dies zum Beispiel um acht Uhr morgens. Zwischen den Mahlzeiten machen Sie idealerweise vier Stunden Pause. Um zwölf Uhr nehmen Sie Ihr Mittagessen ein, und vor 16 Uhr folgt das letzte Essen des Tages. Setzen Sie sich dann am nächsten Morgen an den Frühstückstisch, haben Sie 16 Stunden gefastet.

Eine weitere Möglichkeit ist es auch, nur zwei Mahlzeiten einzunehmen: Wenn Sie sich dafür entschieden haben, das Frühstück auszulassen, beginnen Sie den Morgen mit einem schwarzen, ungesüßten Kaffee oder Tee, damit bleiben Sie im Fastenmodus. Die erste Mahlzeit ist das Mittagessen. Am Wochenende können Sie ausschlafen oder auch eine Sporteinheit einbauen und dann einen ausgedehnten Brunch genießen. Acht Stunden später sollten Sie Ihr Abendessen eingenommen haben.

Expertentipp für Ihren täglichen Fasten-Rhythmus

Univ.-Prof. Frank Madeo von der Karl-Franzens-Universität in Graz rät zur Zwei-Mahlzeiten-Variante:

»Lassen Sie eine Mahlzeit am Rande der Nacht weg, also Frühstück oder Abendessen. Damit fasten Sie schon 16 Stunden. Lassen Sie immer dieselbe Mahlzeit weg, weil der Körper sich zirkadian rhythmisiert und sich somit einstellen kann. Nach einer Woche weiß er, dass kein Frühstück oder Abendessen kommt, und verlangt auch nicht mehr danach. Trinken Sie in den Fastenstunden schwarzen Kaffee und machen Sie Sport - beides verstärkt die Autophagie.«

18:6- ODER 20:4-METHODE

Sie können die Zeitspanne des Fastens auch verlängern – zum Beispiel auf 18 oder 20 Stunden. Mehr als zwei Mahlzeiten gehen sich dabei allerdings nicht aus. Sie müssen entweder »Dinnercancelling« betreiben oder auf das Frühstück verzichten.

WOCHEN-RHYTHMUS

Wenn Sie sich für einen wöchentlichen Rhythmus entschieden haben, können Sie wählen: Entweder Sie essen an einem oder an zwei beziehungsweise drei – nicht hintereinanderliegenden – Tagen pro Woche nichts, oder Sie lassen überhaupt an jedem zweiten Tag das Essen aus.

6:1-METHODE

Wenn Sie einen ganzen Fastentag pro Woche einlegen wollen, beträgt die Fastenzeit knapp 36 Stunden. Der Tagesplan könnte dann so aussehen: Essen Sie am Abend gegen 19 Uhr und am übernächsten Tag um sieben Uhr Ihr Frühstück. Suchen Sie den idealsten Wochentag fürs Fasten aus – und bleiben Sie bei dieser Entscheidung. Fasten Sie zum Beispiel an jenen Tagen, an denen Sie keine Zeit zum Essen hätten, oder an ruhigen Tagen am Wochenende.

Als Alternative können Sie diese Art der Nahrungskarenz auch auf zwei oder drei nicht zusammenhängende Fastentage ausdehnen. Fasten Sie auf jeden Fall nie länger als einen Tag!

FASTEN AN JEDEM ZWEITEN TAG: DIE »EAT-STOP-EAT«-METHODE

Während eines Tages essen und dann einen Tag fasten – hier wechseln sich ein Zeitfenster von zwölf Stunden für die Nahrungsaufnahme und eine etwa 36-stündige Nahrungskarenz regelmäßig ab. Diese Variante ist auch als »Bernhard-Ludwig-Diät« oder 10-in-2-Methode bekannt.

Sie sehen also, es gibt viele Methoden des Intervallfastens. Somit lässt sich für jeden die richtige und ideale Variante nach einem individuellen Rhythmus und Tagesablauf finden. Wesentlich ist, den Autophagie-Effekt wirklich regelmäßig zu aktivieren. Und achten Sie bei allen Intervallfasten-Methoden darauf, dass Sie sich mit wertvollen Lebensmitteln typgerecht satt essen, damit Sie alle wichtigen Nährstoffe aufnehmen können.

So gelingt der Einstieg
ins Intervallfasten

Sie können sich ganz leicht und stufenweise ans Intervallfasten herantasten: Beginnen Sie damit, eine mindestens fünfstündige Pause zwischen Frühstück und Mittagessen beziehungsweise zwischen Mittag- und Abendessen einzulegen. Verzichten Sie auf Snacks und kleine Happen zwischendurch, das bewirkt, dass sich Blutzuckerspiegel und Verdauungstrakt erholen. Mit 14 Stunden Fasten befindet sich Ihr Körper schon für kurze Zeit im Autophagieprozess. Der nächste Schritt: Verlängern Sie Ihre »nächtliche Fastenzeit« sukzessive: Frühstücken Sie später und nehmen Sie Ihr Abendessen früher ein, dann kommen Sie der 16:8-Methode immer näher. Bleiben Sie dran! Wenn Sie Meditation und Achtsamkeitstools in Ihr Leben integrieren, schaffen Sie es ganz leicht.

ERFAHRUNGSBOX P. A. Straubinger:
Mein Leben mit Intervallfasten

Durch die Recherchen zum Thema Fasten und »Lichtnahrung« für den Dokumentarfilm »Am Anfang war das Licht« bin ich sehr früh auf wissenschaftliche Arbeiten über Autophagie gestoßen. Diese Studien waren absolut plausibel, und so habe ich quasi als Nebeneffekt meiner filmischen Arbeit mit dem täglichen Intervallfasten begonnen, obwohl der medizinische Mainstream in den 2000er-Jahren noch jegliche Art des Fastens als nutzlos oder gar schädlich angesehen hat.

Die wissenschaftlichen Erkenntnisse über Autophagie waren eine rationale Legitimation für etwas, das mein Körper schon immer signalisiert hat: Direkt nach dem Aufstehen hatte ich eigentlich nie Hunger - dennoch habe ich immer zumindest ein Stück Obst gegessen, weil das Frühstück ja angeblich die wichtigste Mahlzeit des Tages ist (mittlerweile gibt es auch Studien, die zeigen, dass sich das Weglassen des Frühstücks gesundheitlich positiv auswirken kann). Ursprünglich habe ich zwölf- bis 14-stündige Fastenintervalle eingehalten, später bin ich auf den wissenschaftlich besser abgesicherten 16:8-Rhythmus umgestiegen. 16 Stunden nichts zu essen, fällt mir mittlerweile leicht. Ich trinke in dieser Zeit meine eigenen Kräuterteemischungen, schwarzen Tee oder Kaffee. Mein Körper hat sich an die Fastenphasen gewöhnt und sendet in dieser Zeit keine Hungersignale mehr aus. Wenn zwischendurch doch einmal der Magen knurrt, weiß ich, dass es sich um ein gutes Zeichen handelt: Weil der ständige Nahrungsfluss unterbrochen ist, wird Luft in den Darm gepresst, der sich nun reinigen kann. Klare Regeln helfen, die Routine aufrechtzuerhalten, und deshalb mache ich kaum Ausnahmen von der 16:8-Variante.

Psychisch gesehen macht es einen entscheidenden Unterschied, ob man die Fastenintervalle als Verzicht wahrnimmt oder als Zeiten der Reinigung und Verjüngung. Der Perspektivenwechsel, den ich hinter mir habe, und meine tägliche Meditationspraxis machen die Nahrungskarenzen zum Vergnügen. Auch wenn es auf den ersten Blick paradox erscheinen mag: Ich bin ausgerechnet während der »Fastenzeit« leistungsfähiger und energievoller als in den Essensphasen - und das nächste Essen ist ohnehin immer nur ein paar Stunden entfernt. Denn nichtsdestotrotz freue ich mich auf meine Mahlzeiten: Ich liebe gutes Essen und halte es mit dem Motto »Fasting and feasting«.

Intervallfasten wirkt

Von Labormäusen völlern lernen

Am renommierten Salk Institute for Biological Studies in Kalifornien, wo etwa die Polioimpfung entwickelt wurde, untersuchten Biologen in Experimenten mit Mäusen, wie sich die Verteilung der täglichen Nahrung auf (Über-)Gewicht und Gesundheit auswirkt.

Sie teilten die Tiere in zwei Gruppen, die mit der exakt gleichen Menge und Art hochkalorischer Nahrung versorgt wurden. Eine Gruppe durfte rund um die Uhr fressen, die andere nur innerhalb eines Zeitfensters von acht Stunden pro Tag. Die Nager der Acht-Stunden-Gruppe wogen nach 18 Wochen im Schnitt 32 Gramm und hatten damit ihr Idealgewicht. Die Tiere der 24-Stunden-Gruppe brachten hingegen durchschnittlich 48 Gramm auf die Waage, waren also stark übergewichtig. Die fetten Mäuse litten außerdem unter schlechten Leberwerten, Entzündungen, Bewegungsproblemen sowie einer Vorstufe von Diabetes, während die schlanken Mäuse gesund waren. Die gleiche Essensmenge verursachte also bei den Tieren, die täglich einem Autophagieprozess »ausgesetzt« waren, keine Schäden.

Auch wir Menschen können uns eher erlauben, über die Stränge zu schlagen, wenn wir dann wieder in die Autophagie kommen. Natürlich soll diese Erkenntnis nicht alle Empfehlungen der Ernährungswissenschaftler aufheben, aber das Mäuse-Experiment legt nahe, dass die schädlichen Folgen von Überernährung durch Intervallfasten wenn schon nicht egalisiert, so zumindest verringert werden. Diese Art des Fastens kann generell – wir haben bereits mehrmals darauf hingewiesen – den verschiedensten Krankheiten vorbeugen, nicht nur, wenn diese durch Übergewicht entstehen. Es wirkt allgemein positiv auf den Insulinspiegel, schützt das Herz-Kreislauf-System, hemmt Entzündungsprozesse, verbessert den Fettstoffwechsel, schützt Muskeln und Nervenzellen und fördert die Regeneration, stellt also auch eine effektive Anti-Aging-Methode dar. Kurz gesagt: Gesunde Zellen werden durch Fasten gestärkt, kranke Zellen regeneriert und erneuert, was sich vor allem bei Krankheiten wie Diabetes Typ 2, Herz-Kreislauf-Erkrankungen, Krebs, Alzheimer und Parkinson bemerkbar macht.

Das Fasten an sich

In einer Studie zeigten Forscher aus Birmingham das erste Mal, dass die positiven gesundheitlichen Effekte des Intervallfastens nicht allein auf die Gewichtsreduzierung zurückzuführen sind, sondern auf das Fasten an sich. Aus den Studienergebnissen konnte man ablesen: 18:6-Intervallfasten senkt nicht nur das Körpergewicht, sondern hat auch einen enormen Einfluss auf Blutdruck, Insulin- und Stresslevel.

Übergewichtige Männer wurden in zwei Gruppen eingeteilt. Eine Gruppe fastete täglich 18 Stunden und nahm die Mahlzeiten innerhalb von sechs Stunden bis maximal 15 Uhr ein. Die andere Gruppe machte Essenspausen von zwölf Stunden. Alle Teilnehmer bekamen genug Nahrung, um ihr Gewicht zu halten. Nach fünf Wochen erfolgte eine siebenwöchige Studienpause, dann wechselten die Gruppen. Es zeigte sich, dass jeweils die Teilnehmer, die 18 Stunden gefastet hatten, besser »abschnitten«: Sie hatten einen niedrigeren Blutdruck, eine verbesserte Insulinsensitivität, weniger oxidativen Stress und zudem weniger Appetit.

Fragen und Antworten
zum Intervallfasten

Was mache ich, wenn der Heißhunger kommt?

Trinken Sie während der Fastenphase am besten reichlich, ein voller Magen sendet kaum Hungersignale mehr aus (siehe Infobox »Intervallfastengetränke«). Achten Sie in den Essenszeiten darauf, genügend eiweißhaltige Nahrungsmittel zu sich zu nehmen, zum Beispiel Fisch, Fleisch, Eier, Hülsenfrüchte, Nüsse oder Samen, denn Eiweiß sättigt. Wir empfehlen Ihnen, dabei aber auf Ihren Stoffwechseltyp zu achten. Und denken Sie daran: Essen wir häufig Süßes oder zu viele Kohlenhydrate, steigt der Insulinspiegel rasch an, zudem wird die Fettverbrennung blockiert – der Heißhunger ist vorprogrammiert.

Muss ich bezüglich der Zusammenstellung meiner Mahlzeiten etwas Besonderes beachten?

Unser Rat heißt: Lernen Sie Ihren Stoffwechseltyp kennen – Ihr Körper zeigt Ihnen, welche Speisen ihm bekommen: Die Lust auf Süßes kommt dann zum Beispiel gar nicht erst auf.

Beim Fasten bekomme ich häufig Kopfschmerzen, was kann ich dagegen tun?

Trinken Sie viel, am besten reichlich Wasser und ungesüßte Tees. Beim Fasten werden nämlich Giftstoffe frei, die sich im Fettgewebe abgelagert haben, und das kann zu Kopfschmerzen führen. Unterstützend wirken auch Detox-Maßnahmen (Basenbad, Ölziehen, Kräuter etc.), die wir Ihnen noch vorstellen. Generell gilt: Kopfschmerzen und andere Symptome müssen immer medizinisch abgeklärt werden!

Wann soll ich nicht fasten?

Sämtliche Empfehlungen in diesem Buch gelten ausschließlich für gesunde Menschen. Kranken, Menschen, die Medikamente einnehmen oder unter Essstörungen leiden, raten wir explizit vom Intervallfasten ab – ebenso schwangeren und stillenden Frauen sowie Kindern.

Kann ich mit Intervallfasten abnehmen?

Ja, langsam und stetig. Mit einem Jo-Jo-Effekt müssen Sie nicht rechnen – die Zeiten, in denen der Körper einem Mangel ausgesetzt ist, sind hier zu kurz. Wichtig ist, dass Sie Ihren Körper nach den Fastenstunden wieder gut mit Nährstoffen versorgen. Damit bleibt auch die Muskelmasse erhalten, und das ist beim Abnehmen wichtig. Grundsätzlich sollten Sie sich beim Intervallfasten nicht überessen, aber nach dem Essen zufrieden und satt sein.

Darf man die Fastenarten auch abwandeln?

Die Essensfenster sollten einigermaßen konstant gehalten werden, da sich die hormonellen Regelkreise an die Essensfrequenz anpassen – wir werden tendenziell dann hungrig, wenn wir gewohnt sind zu essen. Wenn Sie sich bei einem Tagesrhythmus beispielsweise dafür entschieden haben, das Frühstück wegzulassen, und Ihr Essensfenster zwischen zwölf und 20 Uhr liegt, dann versuchen Sie, es ständig dort zu belassen (natürlich können Sie auch Dinnercancelling betreiben – bleiben Sie auch dem treu).

Kann ich ein Leben lang Kurzeitfasten?

Sie können das Intervallfasten Ihr ganzes Leben lang anwenden, Sie können es aber auch immer wieder tageweise zur Zellreinigung einbauen. Sich ausgewogen zu ernähren, macht den Körper zufrieden und gibt ihm ein gutes Gefühl.

Was ist der Unterschied zum Heilfasten?

Eine Gewichtsreduktion können Sie durch Intervallfasten langfristig halten. Es gibt keine Vor- und Nachbereitungen, die Methode ist zudem auf Dauer möglich: Durch die Autophagie wird der Körper dabei ständig gereinigt. Das extreme Stimmungshoch wie beim Heilfasten bleibt zwar aus, dafür werden Sie regelmäßig durch kleine Erfolgserlebnisse belohnt.

Darf ich in der Zeit Sport machen, und welche Fastenmethode ist dafür ideal?

Ja. Durch Intervallfasten können Sie Ihre Muskelmasse erhalten beziehungsweise sogar den Muskelaufbau unterstützen und das Körperfett reduzieren. Die 16:8-Methode ist auch durch den schwedischen Fitness- und Personal Trainer Martin Berkhan und sein Buch »The Leangains Method« bekannt geworden und in der Fitnessszene sehr beliebt.

Darf ich in den Fastenstunden Nahrungsergänzungen, Vitamine, Mineralstoffe oder homöopathische Präparate einnehmen?

Werfen Sie einen Blick auf den Beipackzettel der Präparate: Verstecken sich in den Inhaltsstoffen Zucker oder Zuckeraustauschstoffe, sind zum Beispiel Brausetabletten süße Stoffe beigemengt, dann nehmen Sie die Mittel am besten kurz vor oder zu den Mahlzeiten ein. Bei verordneten Nahrungsergänzungen, Vitaminen, Mineralstoffen oder homöopathischen Präparaten sprechen Sie bitte mit Ihrem Arzt.

Darf ich in den Fastenstunden Alkohol trinken, zum Beispiel ein Glas Wein?

Nein, auch Alkohol stört den Autophagieprozess.

INFOBOX Intervallfastengetränke

Grundsätzlich gilt die Faustregel: Sie dürfen trinken, so viel Sie wollen, solange das gewählte Getränk keine Kalorien enthält. Mit einer Ausnahme: Experimente haben gezeigt, dass auch kalorienfreie Süßstoffe beziehungsweise Zuckeraustauschstoffe den Blutzuckerspiegel erhöhen können und zu einem Insulinausstoß führen. Allerdings ist noch nicht ganz geklärt, warum und unter welchen Umständen das passiert, eine Veränderung der Darmbakterien gilt als möglicher Auslöser. Es könnte eventuell auch sein, dass der süße Geschmack an sich den Körper dazu anregt, entsprechende Stoffwechselprozesse in Gang zu setzen. Eine Ausnahme bildet die Süßholzwurzel, die trotz ihres süßlichen Geschmacks sogar den Blutzuckerspiegel senken kann. In Studien hat sich zudem gezeigt, dass sie bei Diabetes helfen kann, entzündungshemmend wirkt und die Autophagie fördert, weshalb sie oft als Inhaltsstoff für Fastentees verwendet wird. Ansonsten sind süße Geschmacksstoffe aber aufgrund der möglichen Insulinausschüttung kontraproduktiv, während uns bittere und scharfe Geschmacksstoffe beim Fasten helfen.

Reines Quellwasser, am besten ohne Kohlensäure, ist auf jeden Fall die erste Wahl in Sachen Fastengetränke. Die chinesische und die indische Medizin empfehlen, das Wasser abzukochen, nicht nur, um

Krankheitserreger abzutöten, sondern vor allem, um das Milz- und Magen-Qi zu stärken und dadurch den Appetit auf Süßes zu zügeln.

Sehr effektiv ist Kaffee ohne Milch und Zucker, er regt die Autophagie in den Zellen sogar noch zusätzlich an. Ebenso geeignet ist grüner, also ungerösteter Kaffee, der aufgrund seiner höheren Anteile an Chlorogensäuren stark antioxidativ wirkt und hilft, Fettpolster abzubauen. Grüner Kaffee kann wie Kräutertee zubereitet werden und wurde vor allem in den letzten Jahren immer beliebter, weil er bei der Reduzierung von Übergewicht helfen kann.

Auch schwarzer und grüner Tee sowie alle Arten von Kräutertee sind gute Fastengetränke. Um den Geschmacksknospen Reize zu bieten, können Sie Ihren Tee mit Gewürzen aufpeppen, etwa mit Ingwer, Zimt oder Kardamom. Auch ein paar Spritzer Zitronen- oder Limettensaft sind erlaubt.

Zehn Tipps:
So machen die Fastenintervalle Freude

1. Planen Sie Aktivitäten ein, die Ihnen Spaß machen und die Sie vom Essen ablenken. Damit werden Fastenstunden zu genussvollen Stunden. Hören Sie zum Beispiel Ihre Lieblingsmusik, lesen Sie ein Buch, gehen Sie in die Natur und tanken Sie dort Lebensenergie, treffen Sie sich mit Freunden, machen Sie Sport – oder gehen Sie einfach Ihrer Lieblingsbeschäftigung nach.

2. Bauen Sie regelmäßig Bewegung in Ihren Tagesablauf ein. Sport macht gute Laune und hilft, stoffwechselaktive Muskelmasse aufzubauen, zudem aktiviert er auch die Autophagie. Idealerweise widmen Sie der Bewegung jeden Tag eine halbe bis eine Stunde. Machen Sie einen flotten Spaziergang an der frischen Luft, Ausdauer- oder Krafttraining.

3. Rhythmus und Regelmäßigkeit helfen Ihnen, sich an die Fastenintervalle zu gewöhnen. Wenn Sie täglich die gleiche Tagesrandmahlzeit auslassen, wird Ihr Körper zur entsprechenden Zeit schon bald keine Hungersignale mehr aussenden und zufrieden sein.

4. Sollte dennoch ein Hungergefühl entstehen – genießen Sie es und spüren Sie die Vorfreude auf das Essen. Sie werden bemerken, dass das Essen plötzlich viel intensiver schmeckt. Suchen Sie sich schon vorab köstliche typgerechte Rezepte aus und besorgen Sie sich die entsprechenden Zutaten in Bioqualität, so wird das Essen wirklich zum Genuss.

5. Versuchen Sie, aktiv wahrzunehmen, wenn Ihnen in den Fastenstunden der Magen knurrt: Es ist das »großartige« Zeichen, dass der Darm mit seiner Reinigung beginnt. Freu-

en Sie sich darüber, bald setzt auch die Autophagie ein, der Zellreinigungsprozess kommt in Gang, und Ihre Zellen werden verjüngt.

6. Unterstützen Sie Ihren Körper durch Detox-Maßnahmen. Beim Autophagieprozess in den Fastenstunden werden die Zellen gereinigt und verjüngt. Wenn Sie Jungbrunnen-Methoden (Basenbäder, Ölziehen etc.) in den Alltag einbauen, helfen Sie den Zellen bei der Entgiftung, was sich zum Beispiel durch eine schöne Haut zeigt.

7. Trinken Sie in den Fastenstunden am besten frisches Wasser. Wenn Sie mehr Geschmack bevorzugen, dann verfeinern Sie es mit etwas Zitronensaft oder frischen Kräutern. Genießen Sie Ihren Lieblingskräutertee, grünen oder schwarzen Tee beziehungsweise grünen oder schwarzen Kaffee – natürlich ohne Zucker und ohne Süßstoffe. Und trinken Sie reichlich! Damit werden auch Giftstoffe besser ausgeschieden, der Körper wird gereinigt, und Sie fühlen sich gleich fitter (siehe auch Infobox »Intervallfastengetränke«).

8. Nehmen Sie Ihre Mahlzeiten mit allen Sinnen zu sich, bewusst und langsam. Wie schmeckt und riecht Ihr Essen, wie sieht es aus? Verbannen Sie während der Essenszeiten Störfaktoren wie Computer, Handy und Fernseher. So kann das Essen richtig verdaut werden, Sie empfinden ein wunderbares Sättigungsgefühl, und die nächsten Fastenstunden gelingen ganz leicht.

9. Unterstützen Sie Ihren Körper durch tägliches Meditieren, das bringt Entspannung, aktiviert das Gehirn und hilft, dass das Fasten mit Freude gelingt. Mehr dazu finden Sie im Kapitel »Achtsamkeit und Meditation«.

10. Lassen Sie das Intervallfasten zur Routine werden. Genießen Sie diesen Jungbrunnen-Effekt ein Leben lang.

TYPGERECHTE ERNÄHRUNG
IN DEN ESSENSPHASEN

Wir wissen bereits, dass wir mit Intervallfasten gesünder, länger und schlanker leben können. Das Fastenphänomen Autophagie steigert sogar die Toleranz unseres Körpers für Ernährungssünden. Selbstverständlich ist aber nicht völlig egal, was wir in den Essensphasen zu uns nehmen. Diese sind ein integraler Bestandteil des Intervallfastens, und insofern ist es auch wichtig, über das Thema Ernährung Bescheid zu wissen – denn sonst verursachen die Essenspausen Heißhunger, Müdigkeit und schlechte Laune. Wie sieht also die richtige Ernährung aus? Gibt es eine einheitliche Ernährungsform für alle, oder bringt ein typgerechtes Essen unserem Körper zusätzliche Jungbrunnen-Effekte?

Der Stoffwechsel ist individuell

Manche Vegetarier strotzen vor Gesundheit. Andere hingegen, die Fleisch rigoros aus ihrem Speiseplan gestrichen haben, fühlen sich müde, energielos und sind plötzlich häufiger krank als früher. Es kann sein, dass wir uns voller Enthusiasmus einer neuen Diät verschreiben, mit der die beste Freundin 15 Kilogramm abgenommen hat – bei uns selbst jedoch zeigt die Waage beharrlich das gleiche Gewicht an. Was dem einen guttut, lässt den anderen an Gewicht zunehmen oder sogar krank werden. Woran liegt es, dass Menschen auf Lebensmittel unterschiedlich reagieren?

Jeder Mensch ist einzigartig: Haar- und Augenfarbe, Größe, Figur oder das »Ausmaß« unserer Organe – wir alle sind »Sondermodelle«. Jeder von uns hat auch einen ganz individuellen Stoffwechsel, so einzigartig wie unser Fingerabdruck. Er ist verantwortlich für die verschiedenartigen Auswirkungen von Nahrungsmitteln und dementsprechend für die unterschiedliche Entwicklung unserer Nährstoffbedürfnisse. Leider spüren wir nicht immer eindeutig und automatisch, welche Speisen und Getränke unserem Körper guttun oder welche Zubereitungsart die beste für uns ist. Sollen wir rohes oder gekochtes Essen zu uns nehmen, warmes oder kaltes?

INFOBOX Warum sind Bioprodukte besser?

Eine wichtige Sache vorneweg: Die Qualität der Lebensmittel, die wir zu uns nehmen, ist von zentraler Bedeutung! Bio heißt, dass die Produkte frei von chemisch-synthetischen Pflanzenschutzmitteln, Pestiziden und Schadstoffen sowie Gentechnik sind. Zudem enthalten sie keine Süßstoffe, künstliche Aromen und Geschmacksverstärker. Stattdessen versorgen sie uns mit mehr Vitaminen, Mineralstoffen und sekundären Pflanzenstoffen.

Bei Biobauern werden Tiere artgerecht gehalten, sie haben genügend Auslauf, können ins Freie, bekommen gentechnikfreies Biofutter und keine vorbeugenden Antibiotika. Die biologische Landwirtschaft trägt nachhaltig dazu bei, eine gesunde Umwelt zu bewahren: Sie steigert die Bodenqualität, sichert die Reinheit des Trinkwassers und schützt das Klima. Außerdem fördert sie die Artenvielfalt. Achten Sie also auf das Bio-Siegel, aber auch darauf, dass die Produkte heimisch sind und gerade Saison haben: Frische, naturbelassene und saisonale Bioprodukte sollten im Zentrum Ihrer Ernährung stehen.

Die Einordnung nach dem jeweiligen Stoffwechseltyp zu kennen, bringt viele Vorteile. Denn was wir essen und trinken, hat Einfluss auf die (psychische) Gesundheit, auf Lebensqualität und Wohlbefinden. Es besteht ein unmittelbarer Zusammenhang zwischen unserem Verhalten nach außen und unserer Verfassung auf Zellebene. Der Zellstoffwechsel zählt zu den inneren Faktoren, die den Charakter prägen und unser Essverhalten beeinflussen. Bei einer persönlichen Ernährungsberatung oder mittels eines umfangreichen Online-Tests können Sie Ihren Stoffwechseltyp ermitteln – anhand des erarbeiteten Profils wird dann ein optimal abgestimmter Ernährungsplan empfohlen. Sie erfahren, welche Lebensmittel Ihrem Stoffwechsel gut bekommen und welche Anteile an Fett, Kohlenhydraten sowie Eiweiß in der Nahrung ideal sind, um dauerhaft in Balance zu bleiben.

Mit dem Test in diesem Buch und einem sorgsam geführten Ernährungsprotokoll kommen Sie Ihrem Stoffwechseltyp bereits auf die Spur ...

Nur kein Einheitsbrei!

Schon seit Jahrtausenden wird in ganzheitlichen medizinischen Ansätzen die Unterschiedlichkeit der Menschen berücksichtigt. Einige der Erkenntnisse aus der Traditionellen Chinesischen Medizin (TCM) mit der Fünf-Elemente-Lehre oder aus der traditionellen indischen Heilkunst Ayurveda mit den drei Doshas werden bis heute erfolgreich angewandt. Im Gegensatz dazu steht die moderne westliche Ernährungswissenschaft: Die aktuell gängige Lehre geht davon aus, dass es für alle Menschen pauschal die gleiche gesunde Ernährungsform gibt, und zeigt sie uns zum Beispiel mit der klassischen Ernährungspyramide.

Die verschiedenen Stoffwechseltypen

Dennoch hat man sich auch im Westen immer wieder mit alternativen Ansätzen zum Thema Ernährung auseinandergesetzt: So wurde die Unterscheidung nach individuellen Stoffwechseltypen im Laufe des 20. Jahrhunderts von namhaften Forschern, (Zahn-) Ärzten, Psychologen, Biochemikern und Ernährungswissenschaftlern in den USA entwickelt.

Schon Roger Williams (1893–1986), der große Forscher der Biochemie – er entdeckte das Vitamin B_1, die Pantothen- und die Folsäure –, ging von einem persönlichen Stoffwechselprofil aus. In seinem Buch »Nutrition against desease« zeigte er sich überzeugt davon, dass eine nicht ausgewogene oder ausreichende Ernährung, das heißt eine Unterernährung auf Zellebene, als eine der Hauptursachen menschlicher Krankheiten angesehen werden müsse – jahrzehntelange biochemische Forschungen würden nur diese eine logische Schlussfolgerung zulassen. Für die Praxis bedeute das, man müsse eine Methode entwickeln, die die individuellen Stärken und Schwächen der Menschen noch genauer erfasse. Man brauche auf jeden Fall entsprechende Informationen, um eine vernünftige Ernährungsempfehlung zusammenzustellen, die auf die individuellen Bedürfnisse zugeschnitten sei – egal, ob das jetzt Stoffwechselprofil oder anders heiße.

Ein weiterer Wegbereiter für die Kategorisierung nach unterschiedlichen Stoffwechseltypen war Weston Price (1870–1948), ein amerikanischer Zahnarzt und Ernährungswissenschaftler. Er wurde vor allem durch seine Studien über die Ernährungsgewohnheiten abgeschiedener Völker bekannt. Sein Ansatz hieß: Sind die Zähne gesund und ohne Karies, ist die Ernährung optimal und der Mensch selten krank. Auf seinen Reisen durch die Kontinente kam er zu dem Schluss: Die eine gesunde Ernährung gibt es nicht! Der Bedarf an Nahrungsmitteln ist von einem traditionell lebenden Volk zum anderen sehr unterschiedlich. Erst der Umstieg auf denaturierte Kost, das bedeutet auf Auszugsmehl und Zucker, bringt den Stoffwechsel aus dem Gleichgewicht, es kommt zum Zahnverfall, man wird krank.

Metabolic Typing

Die Entwicklung des Metabolic Typing geht auf den Stoffwechselforscher William Donald Kelley zurück. Er entwickelte ein System der Ernährungstypen, das bei den Ungleichgewichten des autonomen Nervensystems ansetzte. Das Konzept von George Watson, Professor an der University of Southern California in Los Angeles, wiederum orientierte sich an den unterschiedlichen Einflüssen des Verbrennungssystems in verschiedenen Individuen, die er in Schnellverbrenner, Langsamverbrenner und gleichmäßige Verbrenner unterteilte. William L. Wolcott gelang es in den 1980er-Jahren dann, beide Ansätze zu vereinen, er begründete das Metabolic Typing – die Lehre von den Stoffwechseltypen.

Nach Metabolic Typing hängen unsere Ernährungsbedürfnisse von den genetischen Erbanlagen ab. Jedes Evolutionsstadium der Entwicklungsgeschichte des Menschen bildete entsprechende unterschiedliche Ernährungsgewohnheiten, die von Klima und Vegetation abhängig waren.

Die Lehre des Metabolic Typing leitet daraus drei Stoffwechseltypen ab:
1. den Eiweißtyp (Rotfleischesser)
2. den Kohlenhydrattyp
3. den Ausgewogenen Typ

DER EIWEISSTYP

Ursprünglich war der Eiweißtyp in der nördlichen kalten Klimazone heimisch, hier ist das Nahrungsangebot arm an Kohlenhydraten, hingegen reich an eiweiß-, fett- und purinhaltiger Kost. Die Inuit der Arktis leben heute noch vorwiegend von fettem Fisch, rotem Fleisch und sehr wenigen Kohlenhydraten.
Die deftige Kost tut dem Eiweißtyp gut, er kann sie verdauen und verwerten. Von Vorteil sind für ihn auch viel Bewegung und längere Pausen zwischen den Mahlzeiten. Durch eine vegetarische und kohlenhydratreiche Mahlzeit gerät sein Stoffwechsel aus dem Gleichgewicht, Hungergefühl und Müdigkeit stellen sich unmittelbar nach einer Mahlzeit ein. Durch zu viele Kohlenhydrate nimmt er leicht zu.

Was der Eiweißtyp (Rotfleischesser) gerne isst

Dieser Stoffwechseltyp braucht natürlich regelmäßig eiweißreiche Nahrungsmittel sowie Purin- und Fettreiches – Rind, Lamm, Wild, Innereien oder fette Fische wie Hering, Makrele und Karpfen oder auch Hülsenfrüchte sowie fetten Käse.

Alles, was den Blutzuckerspiegel rasch in die Höhe treibt, sollte er jedoch weniger essen. Dazu zählen (Süß-)Kartoffeln, Reis, Nudeln, sehr süßes Obst, Trockenfrüchte, Reis- und Maiswaffeln, Süßspeisen. Getreide wie Roggen, Gerste und Hafer sowie (Wurzel-)Gemüse werden besser vertragen. Der Eiweißtyp traut sich manchmal nicht, seinem Gusto nachzugeben, aus Angst, sich ungesund zu ernähren. Dabei ist es besser, auf seinen Körper zu hören und auszuprobieren, was einem guttut!

Die Aufteilung der drei wichtigsten Nährstoffe

- 20 bis 30 Prozent Kohlenhydrate in Form von Gemüse, Salaten, wenig Obst
- und wenig Getreide,
- 30 bis 40 Prozent Eiweiß in Form von purinreichem Fleisch, Ei, Fisch, Meeresfrüchten, Milchprodukten, Hülsenfrüchten und
- 30 bis 40 Prozent Fett.

Eine kleine Speisenauswahl für das Wohlbefinden des Eiweißtyps

- Nussmus mit Apfel
- Ham and Eggs
- Rinderkraftsuppe mit Leberknödeln
- Hühnersuppe
- Karpfen mit Feldsalat (Vogerlsalat)
- Lachs mit Eierspeise oder Gemüse
- Muscheln
- saftiger Kümmelbraten mit Kohl (Kraut)
- Gans mit Rotkohl (Rotkraut)
- Hirschragout mit Salat
- Hühnerleber mit Gemüse
- Beef Tatar oder Roastbeef mit Avocado
- Rindergulasch mit Salat
- Linsen- und Bohnengerichte mit Gemüse

DER KOHLENHYDRATTYP

Dieser Typ stammt evolutionsgeschichtlich gesehen aus den warmen bis tropischen Klimazonen, wo Obst, Gemüse, Getreide und Hülsenfrüchte bestens gedeihen. Der Kohlenhydrattyp kommt aufgrund seiner genetischen Ausstattung hervorragend mit einer leichten, kohlenhydratreichen oder vegetarischen Pflanzenkost aus. Was ihm nicht gut bekommt, ist zu viel Fett, denn nach einem fett- und fleischreichen Essen fühlt er sich müde, träge, schwer, aber nicht gesättigt. Vor allem durch fettreiche Nahrungsmittel nimmt er auch leicht an Gewicht zu. Essenspausen tun ihm gut, denn dieser Stoffwechseltyp ist es gewohnt, immer wieder von seinen Reserven zu zehren. Bewegung ist für ihn wichtig.

Was der Kohlenhydrattyp gerne isst

Weil er Kohlenhydrate liebt, kann dieser Typ aus Beilagen, wie etwa Getreide und Gemüse, eine Hauptspeise machen. Gut tun ihm auch Hülsenfrüchte wie Linsen, Bohnen oder Kichererbsen und Nüsse. Maximal zwei- bis dreimal pro Woche sollte er Geflügel (zum Beispiel eine magere Hühnerbrust) oder fettarme Weißfische (Scholle, Dorsch, Zander etc.) zu sich nehmen.

Was er nicht gut verträgt, ist Fett, vor allem Schmalz, aber auch Knochensuppen und Innereien. Denn isst der Kohlenhydrattyp Fettes, kann er leicht müde, träge und depressiv werden – und auch an Gewicht zulegen.

Die Aufteilung der drei wichtigsten Nährstoffe

- 60 bis 65 Prozent Kohlenhydrate in Form von Getreide, Obst und Gemüse,
- 15 bis 30 Prozent Eiweiß in Form von fettarmem Fleisch, Fisch, Ei, Milchprodukten oder pflanzlichem Eiweiß und
- 15 bis 20 Prozent Fett.

Eine kleine Speisenauswahl für das Wohlbefinden des Kohlenhydrattyps

- Grießbrei oder Haferporridge mit Obst
- Pancakes oder Topfenauflauf mit Obst und Nüssen
- weiches Ei mit Gebäck
- Hirseauflauf mit Gemüse und Linsensalat
- Gemüseauflauf oder Kartoffelgratin mit Salat
- Eiernockerln mit Salat
- Gemüsereis mit Cashewkernen
- Gnocchi mit Tomatensoße
- Nudelsalat mit Gemüse
- Kichererbsen- oder Linsengerichte
- magere Hühnerbrust mit Gemüse und Reis
- magerer Fisch mit Kartoffelsalat

DER AUSGEWOGENE TYP

Dieser Stoffwechseltyp entwickelte sich in den gemäßigten milden Klimazonen, er hatte das reichste Nahrungsangebot zur Verfügung. Je nach Lage konnten die Menschen zwischen Fleisch und Fisch wählen, auch Gemüse und Obst waren reichlich vorhanden. Man ernährte sich von Produkten, die unserer heutigen mediterranen Kost entsprechen. Dieser Stoffwechseltyp ist an eine ausgewogene Ernährung angepasst, die zu abgestimmten Teilen aus allen Nährstoffquellen besteht, er kann jedes entsprechende Speisenangebot gleich gut verdauen. Stoffwechselprobleme entstehen vor allem durch eine einseitige Ernährung. Pausen zwischen den Mahlzeiten tun auch ihm gut, für diesen Typ ist dabei ein regelmäßiger Rhythmus ganz besonders bedeutsam.

Was der Ausgewogene Typ gerne isst

Der Ausgewogene Stoffwechseltyp mag eigentlich alles gerne beziehungsweise »von allem etwas«. Am wohlsten fühlt er sich, wenn Abwechslung auf seinem Speiseplan steht, allerdings mag er keine starren Pläne, sondern isst gerne »nach Gefühl«. Das Wichtigste für ihn ist, sich keinesfalls einseitig zu ernähren und alle Nährstoffe in einem ausgewogenen Verhältnis zu sich zu nehmen. Vermeidet er Trennkost und wechselt er die Eiweißtyp- und Kohlenhydrattyp-Gerichte immer wieder ab, so fühlt er sich auch im Gleichgewicht. Etwa einmal pro Tag braucht er tierisches Eiweiß, am besten »pendelt« er dabei zwischen Eiern, Fleisch (alle Sorten), Fisch und Käse.

Die Aufteilung der drei wichtigsten Nährstoffe

- 50 Prozent Kohlenhydrate in Form von Obst, Gemüse und Getreide,
- 20 bis 30 Prozent Eiweiß in Form von Fleisch, Fisch, Ei, Meeresfrüchten, Milchprodukten, Hülsenfrüchten und
- 20 bis 30 Prozent Fett.

Eine kleine Speisenauswahl für das Wohlbefinden des Ausgewogenen Typs

- Quark-(Topfen-) oder Grießauflauf mit Kompott
- griechischer Salat mit Gebäck
- Hummus mit Gemüse
- Omelett mit Käse, Pilzen und Gemüse
- Hühner- oder Gemüsesuppe
- Linsen- oder Bohnengerichte
- Pilzrisotto mit Salat
- Schwammerlgulasch mit Knödel
- Lachs mit Gemüse und Reis
- Forelle mit Kartoffeln
- Rindsgulasch mit Knödeln
- Lasagne mit Salat
- Hackbraten (faschierter Braten) mit Kartoffelpüree
- Naturschnitzel mit Reis und Salat

ERFAHRUNGSBOX Margit Fensl:
Mein Weg zur typgerechten Ernährung

Ich habe voller Leidenschaft Ernährungswissenschaften studiert, mein Mathematiklehrer (!) hatte mich dazu inspiriert – er lehrte uns Schüler, wie wichtig Bioernährung und Nachhaltigkeit sind, und hat uns sogar das Brotbacken beigebracht. Im Studium ging es vorrangig um Ernährungsphysiologie und die einzelnen Bestandteile der Lebensmittel. Da ich das Thema ganzheitlicher betrachten wollte, machte ich auch eine Ausbildung zur Ernährungsberaterin nach der Traditionellen Chinesischen Medizin. Zu Beginn war ich überglücklich mit dem neuen Wissen um die Berücksichtigung von Konstitution, Organuhr und Meridianen und freute mich auf meinen warmen Getreidebrei zum Frühstück. Doch nach einer gewissen Zeit nahm ich immer mehr an Gewicht zu und fühlte mich nach dem Essen schnell hungrig und müde, was ich gar nicht verstehen konnte. Schließlich bin ich auf die Erkenntnisse über die Stoffwechseltypen gestoßen – und seither esse ich Eierspeise mit Lachs und Gemüse, Roggenbrot mit Leberpastete oder Eierpfannkuchen mit Nussmus und Schlagobers zum Frühstück. Ich fühle mich satt, zufrieden und hellwach, und das auch noch drei bis fünf Stunden nach dem Essen. Ich bin ein Eiweißtyp und genieße zwei- bis dreimal am Tag das Essen, das mir guttut. Somit fällt es mir leicht, 16 Stunden zu fasten.

Auch im Laufe meiner zahlreichen Ernährungsberatungen erkannte ich immer mehr, wie individuell die Bedürfnisse der Menschen sind und dass jeder eine andere Ernährungsempfehlung braucht. Erst durch die »Ernährung für den eigenen Typ« empfindet man langfristig mehr Wohlbefinden, Zufriedenheit und erreicht das ideale Körpergewicht. Kombiniert mit Kurzzeitfasten und Meditation, gelingt der Jungbrunnen-Effekt dann spielend leicht!

Welcher Stoffwechseltyp bin ich?

Beantworten Sie die Fragen nach Ihrem Bauchgefühl und nicht nach dem, was derzeit als gesund propagiert wird! Überlegen Sie, was Ihnen guttut. Die Auswertung zeigt in Richtung Ihres Stoffwechseltyps, beachten Sie aber, dass es auch Mischtypen gibt. Eine genaue Bestimmung erhalten Sie durch eine professionelle Ernährungsberatung mit Austestung Ihres Stoffwechseltyps.

Was ist Ihr Lieblingsessen?
a) Nudelgerichte, leichte und vegetarische Gerichte
b) eher Fleisch- und/oder Fischgerichte
c) Abwechslung ist mir am liebsten.

Wie gestalten Sie Ihre Mahlzeiten?
a) Ich bevorzuge mehrere kleinere Mahlzeiten.
b) Ich habe am liebsten zwei bis drei größere Mahlzeiten.
c) Ich brauche regelmäßig ausgewogene Mahlzeiten.

Wie oft erleben Sie Hungergefühle?
a) Hunger habe ich eher selten.
b) Ich habe oft Hunger.
c) Manchmal verspüre ich ein Hungergefühl.

Welchen Stellenwert hat Essen für Sie?
a) Essen hat für mich eher wenig Bedeutung.
b) Ich esse gerne und genieße das Essen.
c) Ich esse gerne, denke aber nicht so oft daran.

Essen Sie vor dem Schlafengehen?

a) Nein, ich schlafe dann grundsätzlich sehr schlecht.

b) Ja, ich schlafe dadurch besser.

c) Ich schlafe schlecht nach schweren Mahlzeiten.

Um lang anhaltende Energie zu bekommen, brauchen Sie …

a) Kohlenhydrate, wie Pasta, Getreide oder Obst.

b) Fett- und Eiweißreiches, wie Fleisch, Fisch oder Nüsse.

c) zuerst etwas Herzhaftes und danach etwas Süßes.

Orangensaft oder Kohlenhydrate wecken in Ihnen …

a) … Energie – sie stillen den Hunger.

b) … Heißhunger und machen müde.

c) … keine besondere Reaktion.

Welche Lebensmittel vertragen Sie nicht gut?

a) blutiges rotes Fleisch und Milchprodukte

b) süßes Obst und Getreide

c) Ich vertrage meist alles gut.

Fettreiche Mahlzeiten, rotes Fleisch und/oder fetter Fisch …

a) … machen mich müde, ich kann sie schwer verdauen.

b) … stillen den Hunger, machen satt und geben mir Energie.

c) … haben keine besondere Wirkung.

Abnehmen können Sie am besten mit …

a) … Obst-, Gemüse- und Saftkuren.

b) … eiweißreichen Diäten wie zum Beispiel der Atkins-Diät.

c) … kalorienreduzierter Mischkost.

Häufigste Antwort A: Sie tendieren zum Kohlenhydrattyp

Als Kohlenhydrattyp brauchen Sie, um sich fit zu fühlen, neben Eiweiß relativ viele komplexe Kohlenhydrate wie Getreide, Teigwaren, Kartoffeln, Reis oder Breie. Dadurch werden Sie leistungsfähig. Fette Speisen machen Sie müde und träge und lassen Sie an Gewicht zunehmen. Zu viel rotes Fleisch lässt Sie eventuell sehr unruhig, nervös und hungrig zurück. Vielleicht essen Sie auch gerne vegetarisch, auf jeden Fall bevorzugen Sie leichte Mahlzeiten. Als Kohlenhydrattyp nehmen Sie das Essen aber nicht so wichtig, Sie können gut auch eine Mahlzeit ausfallen lassen.

Häufigste Antwort B: Sie tendieren zum Eiweißtyp

Als Eiweißtyp benötigen Sie für eine optimale Leistungsfähigkeit relativ viel Eiweiß, wie rotes Fleisch, Eier, Fisch, Milchprodukte und Hülsenfrüchte, sowie reichlich Fett, aber wenige Kohlenhydrate. Vegetarische Gerichte und leichte Speisen machen Sie nicht satt. Von Kohlenhydraten, wie Getreide, Brot, Teigwaren, Kartoffeln und Süßigkeiten, werden Sie müde, bekommen Heißhunger und nehmen schneller zu. Als Eiweißtyp lieben Sie es zu essen und können Ihre Mahlzeiten genießen.

Häufigste Antwort C: Sie tendieren zum Ausgewogenen Typ

Sie brauchen für Ihre Fitness und Ihr Wohlbefinden eine ausgewogene Mischkost. Alle einseitigen Speisen wie reine Nudelgerichte oder fette Fleischspeisen tun Ihnen nicht gut. Sie fühlen sich am wohlsten mit der typischen Hausmannskost und lieben dabei die Abwechslung. Grundsätzlich bevorzugen Sie alle Geschmacksrichtungen – von salzig bis süß, was sich gut in eine Speisenabfolge aus Vor-, Haupt- und Nachspeise einplanen lässt.

Das Ernährungsprotokoll

Wie erkennen Sie, ob Ihnen Ihre Nahrung guttut?
Führen Sie für einige Zeit, am besten zwei Wochen lang, ein Ernährungsprotokoll. Notieren Sie, was Sie täglich essen, zu welcher Uhrzeit Sie essen und wie Sie sich drei Stunden nach einer Mahlzeit fühlen – wie dann der Appetit ist, ob Sie schon wieder Hunger oder Heißhunger verspüren, wie es mit Ihrem Energieniveau und Ihrer geistigen Klarheit steht, welche Gefühle Sie haben und wie Ihre Stimmungslage ist. Sind Sie satt, leistungsfähig, zufrieden und emotional ausgeglichen? Sie werden erkennen, dass die Nahrung, die Sie zu sich nehmen, große Auswirkungen auf Körper, Geist und Seele hat. Nach etwa zwei Wochen wissen Sie, welche Speisen Ihnen guttun und was Sie eher weglassen sollten. Sie haben dann auch ein Gefühl für Ihren persönlichen Stoffwechseltyp und können mit den Anteilen an Kohlenhydraten, Fett und Eiweiß experimentieren. Zudem werden Sie wahrscheinlich erkennen, ob Morgen- oder Abendfasten beziehungsweise ein ganzer Fastentag für Ihren Rhythmus ideal ist. Achten Sie dabei auf Ihr Bauchgefühl! Sollten Sie noch unsicher sein, kontaktieren Sie einen Stoffwechseltyp-Berater.

Wenn Sie über Ihren Stoffwechseltyp Bescheid wissen, können Sie Ihre Gesundheit durch Anteile und Art der Nahrungsmittel gezielt beeinflussen. Wichtig: Das gilt bei JEDER Mahlzeit!

Basisnährstoffe

Wir haben uns nun mit den verschiedenen Stoffwechseltypen auseinandergesetzt – mit ihrem Bedarf an und ihrer Vorliebe für die drei Basisnährstoffe Eiweiß, Fett und Kohlenhydrate. Aber wofür brauchen wir diese eigentlich genau? Ist es zwingend notwendig, unserem Körper Fett zuzuführen? Sind Eiweiß und Kohlenhydrate in der Nahrung unabdingbar?

Eiweiß

Protein steckt in tierischen Lebensmitteln, wie in Fisch, Meeresfrüchten, Fleisch, Innereien, Milchprodukten oder Eiern, aber auch in pflanzlichen Lebensmitteln, zum Beispiel in Getreide, Hülsenfrüchten, Samen, Nüssen, Pilzen und Sprossen. Das Eiweiß aus der Nahrung ist wichtig für den Aufbau von körpereigenem Eiweiß. Es liefert sozusagen das »Baumaterial« für unseren Körper, trägt zum Aufbau von Muskelmasse und zur Erhaltung unserer Knochen bei. Wir brauchen es zudem für die Bildung von Enzymen, Hormonen, Blut, für Immun- und Nervensystem.
Eiweiß besteht aus zwanzig verschiedenen Aminosäuren. Diese bilden unterschiedlich lange Ketten und so die unterschiedlichen Eiweißarten. Bei der Verdauung von Nahrungsmitteln werden diese Ketten aufgespalten, wobei die Aminosäuren freigesetzt und über den Darm aufgenommen werden. Es gibt acht essenzielle Aminosäuren – das sind Aminosäuren, die vom Körper nicht selbst gebildet werden und die wir deshalb über die Nahrung aufnehmen müssen.

Tierisches oder pflanzliches Eiweiß, was ist besser?

Werden wir von tierischem Eiweiß krank oder sorgen veganes Essen und pflanzliches Eiweiß für Mangelerscheinungen? Zu diesem Thema existieren zahlreiche Studien, die sich allerdings sehr oft widersprechen. Die Ergebnisse hängen vielfach davon ab, wer die jeweilige Studie in Auftrag gegeben hat. Die Lehre vom Metabolic Typing geht hier von individuellen Bedürfnissen aus: Es hängt vom Stoffwechseltyp ab, welches Eiweiß uns gut bekommt – was den einen nährt, kann den anderen krank machen.

Mythos: Nur Fleisch enthält viele Purine und ist verantwortlich für Gicht

Purine sind Bestandteil jeder Zelle und Bausteine der DNA und somit für die Erbsubstanz und den Aufbau der Zellen wichtig. Unser Körper kann sie selbst bilden, sie stecken aber vor allem auch in Fleisch, Fisch, Meeresfrüchten, Innereien sowie in Hülsenfrüchten und Sojabohnen. Texturiertes Sojaprotein (»Sojafleisch«) weist sogar höhere Purinwerte als Fleisch und Fisch auf. Purine werden im Körper zu Harnsäure. Manche Menschen können diese Harnsäure dann nicht optimal ausscheiden, und so kann es im Blut zu einem erhöhten Harnsäurespiegel kommen – was wiederum zu Ablagerungen in den Gelenken und zu Gicht führt. Ein erhöhter Harnsäurespiegel kann jedoch auch durch den Konsum von Alkohol sowie durch einen erhöhten Insulinspiegel entstehen: Essen wir vermehrt Kohlenhydratreiches und trinken Alkohol dazu, so hemmt das unter Umständen die Harnsäureausscheidung über die Nieren.

INFOBOX Fleisch essen oder nicht?

Fleischesser, Vegetarier oder Veganer sein, was ist besser? Wir nehmen hier bewusst keine dogmatische Haltung ein, sondern gehen vielmehr davon aus, dass es unterschiedliche Menschentypen gibt – in unterschiedlichen Lebensaltern und Lebenssituationen und mit unterschiedlichen Nahrungsbedürfnissen. Wir finden, es ist eine Frage der persönlichen Konstitution, Entscheidung und Verantwortung, ob man Fleisch isst oder nicht.

Klar ist, dass Fleischesser allein aufgrund der längeren und komplexeren Produktionskette eine größere Verantwortung tragen als Vegetarier oder Veganer. Sie tun das sowohl in Bezug auf den ökologischen Fußabdruck als auch auf ethische Fragen und in Bezug auf die eigene Gesundheit.

Die Studienlage zu den gesundheitlichen Auswirkungen von tierischem Eiweiß auf die menschliche Gesundheit ist alles andere als eindeutig, vermutlich auch, weil sich der Konsum von Fleisch auf jeden Menschen anders auswirkt. Gerade in der Diskussion, ob und ab welcher Menge rotes Fleisch und Wurst krebserregend wirken oder nicht, gibt es keine eindeutigen Antworten. Auf jeden Fall sollte man bedenken, dass in der industriellen Massentierhaltung mit Zusatzstoffen und Medikamenten (Antibiotika, Hormonen etc.) gearbeitet wird, die an sich schon gesundheitliche Probleme beim Konsumenten hervorrufen können.

Außerdem hinterlässt die Massentierhaltung einen ökologischen Fußabdruck, der mit der Produktion pflanzlicher Nahrung nicht vergleichbar ist. Laut einer Studie des Worldwatch Institute in Washington ist die weltweite Nutztierhaltung einer der Hauptfaktoren für den Klimawandel: Wenn die Zerstörung von Regenwäldern für den Futtermittelanbau sowie die Atmung und Gasausscheidung der Tiere mit eingerechnet werden, ist die Tierhaltung laut Worldwatch Institute mit unglaublichen 51 Prozent am Klimawandel beteiligt.

Zu den ökologischen kommen bei der industriellen Massentierhaltung große ethische Fragen. Es macht einen enormen Unterschied, wie die Tiere aufgezogen, gehalten und geschlachtet wurden. Manche Autoren gehen davon aus, dass das Tierleid, zum Beispiel Angst und Stress bei Transport und Schlachtung, im Fleisch gespeichert wird und beim Menschen, der dieses Fleisch verzehrt, psychische Probleme verursacht. Eine artgerechte Freiland-Weidehaltung mit Hofschlachtung kann in dieser Hinsicht – und vor allem auch im Sinne der Tierethik – Abhilfe schaffen.

Ein achtsamerer Umgang mit tierischen Produkten und vor allem mit Fleisch scheint also unabdingbar. Die Devise lautet: weniger und dafür von bester Qualität – am besten Produkte aus artgerechter, tierfreundlicher Haltung mit biologischer Fütterung und möglichst stressfreier Schlachtung. So kann der Fleischkonsument als Flexitarier seiner gesundheitlichen, ethischen und ökologischen Verantwortung nachkommen. Ähnliches gilt natürlich auch für Vegetarier und Veganer, die durch die Auswahl ihrer Nahrungsmittel ebenso zu einem gesünderen Planeten beitragen können.

Fette

Immer wieder macht das Gerücht die Runde, Fett sei schlecht und der Auslöser für zahlreiche Zivilisationskrankheiten in unserer hoch entwickelten Welt: Fett mache ganz einfach dick und krank.

Ja, Fett kann uns dick und krank machen, aber das ist nur die halbe Wahrheit: Fett ist auch ein wichtiger Nährstoff für unseren Körper! Wir benötigen es zur Bildung von Hormonen, Zellwänden, Nerven und Gallensäure sowie zur Aufnahme der fettlöslichen Vitamine A, D, E und K. Nicht zu vergessen: Unsere Fettschicht schützt die inneren Organe vor Verletzungen und erhöht deren Stabilität – und sie macht uns unempfindlicher gegenüber Kälte. Von ganz großer Bedeutung ist dieser Nährstoff zudem, weil er die sogenannten essenziellen Fettsäuren enthält, also jene Fettsäuren, die unser Körper selbst nicht herstellen kann, aber unbedingt braucht.

Fett hat auch eine Bedeutung für den Geschmack, ist es doch Trägersubstanz für Geschmacks- und Aromastoffe. Und letztendlich hängen selbst Textur und Konsistenz des Essens von seinem Fettgehalt ab. Der Nährstoff macht den Braten knusprig, den Kuchen saftig, den Salat würzig und das Dessert cremig.

Laut Empfehlungen der DGE (Deutschen Gesellschaft für Ernährung) und der ÖGE (Österreichischen Gesellschaft für Ernährung) soll die tägliche Fettaufnahme bei 30 bis 35 Prozent des gesamten Energiebedarfs liegen, das sind ca. 60 bis 80 Gramm. Wie wir gesehen haben, geht man in der Lehre von den Stoffwechseltypen jedoch davon aus, dass der Bedarf durchaus variiert.

Verschiedene Fettsäuren

Fett besteht aus verschiedenen Fettsäuren, gesättigten und ungesättigten. Auch zu diesem Thema gibt es einen bekannten Merksatz: Gesättigte Fette soll man meiden, ungesättigte Fette hingegen reichlich zu sich nehmen. Nun, ganz so einfach ist es nicht. Für ein gesundes Leben sind auch gesättigte Fettsäuren notwendig, das zeigt zum Beispiel eine aktuelle wissenschaftliche Übersichtsarbeit in der Medizinzeitschrift *Gastroenterology* vom August 2018.

Gesättigte Fettsäuren sind in allen Nahrungsfetten enthalten. Relativ hohe Anteile finden wir in tierischen Produkten, in Butter, Käse, Eiern, Schmalz und Fleisch, und in manchen Pflanzen wie im Fett von Kakao oder Kokosnüssen. Nach ihrer Länge werden gesättigte Fettsäuren in kurz-, mittel- und langkettige Fettsäuren eingeteilt.

- Die kurzkettigen Fettsäuren verbrennt unser Körper in erster Linie zur Energiegewinnung, sie werden nicht als Depotfett eingebaut. Diese Fettsäuren sind gut verdaulich und erhöhen die Leistungsfähigkeit. Man findet sie zu einem geringen Teil in Butter und Butterschmalz. Und unsere Darmbakterien erzeugen kurzkettige Fettsäuren aus Ballaststoffen – diese sind wichtig für die Gesundheit unserer Darmschleimhaut.

- Die mittelkettigen Fettsäuren, vorrangig in Kokosfett und Muttermilch enthalten, wirken antimikrobiell, antiviral und fungizid. Sie sind leicht verdaulich, regen den Stoffwechsel an und werden bevorzugt in Ketone umgewandelt, was ideal für unser Gehirn ist – schließlich kann es sich ausschließlich von Glucose und Ketonen ernähren. Einige Studien zeigen, dass Kokosöl zum Beispiel Alzheimer verbessern kann, außerdem verringert es Zahnfleischentzündungen und Plaquebildung – und ist auch zum Ölziehen ideal. Diese Fette sind gut lagerfähig und hitzebeständig und eignen sich deshalb besonders gut zum Kochen und Braten.

- Langkettige Fettsäuren dienen zur Stabilität der Zellmembrane, werden aber auch als Körperfett eingelagert. Sie stecken zum Beispiel im Rindertalg, Schmalz, fettem Fleisch, in der Butter und in Nüssen. Diese Fettsäuren haben einen hohen Schmelzpunkt und sind bei Zimmertemperatur fest.

- Bei den ungesättigten Fettsäuren unterscheidet man zwischen einfach und mehrfach ungesättigten Fettsäuren.

- Omega-9-Fettsäuren sind einfach ungesättigt, sie stecken im

Oliven- und im Sonnenblumenöl »high oleic« (einer speziellen Sorte, die reich an Ölsäure ist).

- Omega-6-Fettsäuren sind mehrfach ungesättigt. Wir finden sie in herkömmlichem Sonnenblumen-, Distel-, Soja-, Maiskeim-, Sesam- und Kürbiskernöl sowie im Borretsch- und Nachtkerzenöl. Sie sind aber auch in Getreide (vor allem in Weizenkeimen), Fleisch, Milch und Käse enthalten.

- Die wertvollen, mehrfach ungesättigten Omega-3-Fettsäuren sind in Meeres-, aber auch in heimischen Fischen zu finden und stecken in Wild- und Weidetieren sowie in Innereien, Hirn und Knochenmark aller Tiere. Pflanzliche Quellen für Omega-3-Fettsäuren sind zum Beispiel Leinsamen, Walnüsse sowie die daraus hergestellten Öle oder dunkelgrünes Gemüse wie Portulak. Omega-3- und Omega-6-Fettsäuren sind essenziell, das heißt, unser Körper ist auf die Zufuhr durch die Nahrung angewiesen.

INFOBOX Es kommt auf das Verhältnis an

Es ist wichtig, dass wir auf ein gutes Verhältnis zwischen Omega-3- und Omega-6-Fettsäuren achten. Empfohlen wird ein Verhältnis von 1:2 bis 1:5, sprich, wir sollten zwei- bis fünfmal mehr Omega-6 als Omega-3 zu uns nehmen. Mit unserer westlichen Ernährung nehmen wir mittlerweile jedoch über 25-mal mehr Omega-6 als Omega-3 zu uns. Dieses Ungleichgewicht kann zu Entzündungen und Zivilisationskrankheiten führen.

Wozu brauchen wir die essenziellen ungesättigten Fettsäuren?

- Omega-3-Fettsäuren sind lebenswichtig für die Gehirnentwicklung und Gehirnerhaltung (30 Prozent der Fettmasse des Gehirns bestehen aus der Omega-3-Fettsäure DHA). Mit den gesättigten Fetten sowie Cholesterin sind sie Bestandteil jeder Zellwand. Sie wirken entzündungshemmend, erweitern die Blutgefäße und senken dadurch den Blutdruck, sie verbessern die Durchblutung und helfen bei Depressionen.

- Omega-6-Fettsäuren wirken sich positiv auf die Haut aus, zum Beispiel bei Schuppenflechte und Neurodermitis, sowie auf das Blut und die Wundheilung.

Aber Achtung vor einem weitverbreiteten Irrglauben: »Wenn etwas gesund ist, dann sollten wir ganz viel davon essen« – das gilt schon gar nicht für die ungesättigten essenziellen Fettsäuren, denn aus ihnen können freie Radikale entstehen, die die Körperzellen schädigen. Wir brauchen also nur geringe Mengen davon (auch durch hohes und mehrmaliges Erhitzen von Öl können übrigens freie Radikale und Transfettsäuren entstehen, die dem Körper schaden).

Vorsicht, Leinöl: Richtige Lagerung!

Pflanzenöle, die reich an Omega-3-Fettsäuren sind wie Leinöl, sind sehr empfindlich gegen Hitze, Licht und Sauerstoff und dürfen nicht erhitzt werden. Sie werden schnell ranzig, denn der hohe Gehalt an mehrfach ungesättigten Fettsäuren führt bei unsachgemäßer Lagerung schnell zur Oxidation dieser Fettsäuren, lässt freie Radikale entstehen und macht das Öl ungenießbar. Kaufen Sie daher Leinöl nur in kleinen Gebinden mit Überkarton, eine getönte Flasche allein genügt nicht. Bewahren Sie das Öl vollkommen abgedunkelt im Kühlschrank auf und verwenden Sie es geöffnet für maximal drei Wochen. Nehmen Sie für eine ideale Fettzufuhr täglich zwei Esslöffel frisch geschroteten Leinsamen oder einen Esslöffel Leinöl zu sich.

Transfette beschleunigen den Alterungsprozess

Transfette sind schädlich, sie können zu Übergewicht, Herz-Kreislauf-Erkrankungen und Diabetes führen und Entzündungen fördern. Achten Sie in der Zutatenliste von Fertigprodukten auf die Bezeichnung »mit teilgehärteten oder gehärteten pflanzlichen Fetten und Ölen«. In Österreich und Dänemark gibt es eine gesetzliche Obergrenze von maximal zwei Prozent künstlichen Transfettsäuren im Fettanteil. Greifen Sie zu biologischen Produkten – sie enthalten keine teilgehärteten oder gehärteten Fettsäuren.

Beachten Sie: Fett darf beim Erhitzen nicht rauchen, denn sonst zersetzt es sich, und es entstehen Transfette und andere gesundheitsschädliche Stoffe. Im Haushalt erhitztes Öl sollten Sie daher kein zweites Mal verwenden.

INFOBOX Empfehlungen für Ihren Fettkonsum

Verwenden Sie zum Braten Butterschmalz, Schmalz oder Kokosöl, denn sie sind hoch erhitzbar.

Zum leichten Braten und Kochen eignen sich Sonnenblumenöl »high oleic« (»reich an Ölsäure«) und Olivenöl extra nativ.

Für die kalte Küche sind Olivenöl extra nativ und Kürbiskernöl ideal. Ihren Bedarf an Omega-3-Fettsäuren decken Sie am besten mit ein bis zwei Portionen Fisch pro Woche, in Kombination mit Krillöl oder Omega-3-Algenöl. Für Kohlenhydrat- und Ausgewogene Typen ist Leinöl eine sehr gute Omega-3-Quelle. Genießen Sie täglich ein paar Nüsse, besonders Walnüsse sind reich an der gesunden Fettsäure - geringe Mengen davon findet man auch in Fleisch aus Weidetieren und aus biologischer Landwirtschaft sowie in Heumilch oder Bio-Milch.

Kohlenhydrate

Zu dieser Nährstoffgruppe zählen süße und nicht süße Zucker. Die süß schmeckenden Kohlenhydrate stecken zum Beispiel im Haushaltszucker, im Honig, in gesüßten Getränken, Süßigkeiten und auch Obst und Obstsäften. Sie bestehen aus wenigen Zuckerbausteinen. Es gibt Einfachzucker (Monosaccharide) wie den Traubenzucker (Glucose) und den Fruchtzucker (Fructose) sowie Zweifachzucker (Disaccharide) wie den Haushaltszucker (Saccharose) und den Milchzucker (Lactose).

Andere Kohlenhydrate wiederum sind nicht süß im Geschmack – wir nehmen diese Mehrfach- beziehungsweise Vielfachzucker (Oligo- beziehungsweise Polysaccharide) mit Getreide, Nudeln, Reis und auch Gemüse zu uns. Stärke und Ballaststoffe, die teilweise unverdaulich sind oder durch Mikroorganismen im Darm abgebaut werden, zählen zu dieser Gruppe.
Die langen Zuckerbausteine müssen vom Körper zunächst in ganz kleine Einfachzucker wie Glucose zerlegt werden, bevor sie ins Blut gelangen. Deshalb steigt der Blutzuckerspiegel langsamer an als beim Genuss von »süßem Zucker« und führt zu einem länger anhaltenden Sättigungsgefühl. Wenn man Brot sehr lange kaut und dabei gut einspeichelt, merkt man nach einiger Zeit den süßen Geschmack. Das liegt daran, dass bereits im Mund ein Teil der Stärke »verdaut« wird und Zucker entsteht.

Glucose ist ein wichtiger Energielieferant für sämtliche Körperzellen, doch zu viel Zucker führt zu zahlreichen Krankheiten. Daher ist es sehr hilfreich für die Gesundheit, zuckerhaltige Nahrungsmittel zu minimieren, sodass sich nach dem Essen kein Heißhunger einstellt.

Die »Droge« Zucker:

MACHT ZUCKER SÜCHTIG?

Morgens ein paar Teelöffel Zucker in den Kaffee, dazu ein Striezel mit Marmelade, vormittags ein süßes Plundergebäck, mittags Weizennudeln mit Tomatensoße aus dem Glas – weil es eben schnell gehen muss –, als Nachspeise eine Cremeschnitte, dazu Limonade, nachmittags ein paar süße Riegel und abends ein Stück Fertigpizza aus dem Backofen und ein Softgetränk: Viele kennen das, in unserer schnelllebigen Zeit bleibt eine gesunde Ernährung oftmals auf der Strecke.

Wie viel Zucker braucht unser Körper?

Das Verlangen nach dem süßen Geschmack ist uns Menschen angeboren. Das erste Nahrungsmittel, das wir zu uns nehmen, ist Muttermilch – und die schmeckt angenehm süß. Süßer Geschmack aus der Natur zeigt uns, dass Pflanzen reif und genießbar sind und Energie liefern. Doch brauchen wir Zucker unbedingt?

Fast jeder kennt den »Zuckercrash« – etwa eine halbe Stunde, nachdem wir ein Stück Torte oder einen Schokoriegel verdrückt haben. Wir haben mit den Süßigkeiten nämlich in ein paar Minuten so viel reinen Zucker aufgenommen wie unsere Urahnen in mehreren Monaten oder gar einem ganzen Jahr. Evolutionsgeschichtlich sind unsere Körper an diese Mengen nicht gewöhnt und können nur mit einem Notprogramm auf die unnatürlich hohe Zuckerkonzentration reagieren. Das Gehirn braucht zwar Glucose, aber unser Körper ist darauf eingestellt, es aus komplexen Kohlenhydraten, die in Getreidekörnern, Samen und Knollen stecken, herzustellen. Auch das Obst wurde erst in der jüngsten Menschheitsgeschichte zu den heutigen zuckerreichen Sorten hochgezüchtet. Die Einfachzucker Glucose und Fructose, aus denen unser Haushaltszucker besteht, waren noch vor einigen Hundert Jahren absolute Mangelware und in den Pflanzen immer kombiniert mit den notwendigen Vitaminen und Enzymen, um sie in kleinen Mengen gut verarbeiten zu können. Selbst eine hochgezüchtete Zuckerrübe enthält noch viele dieser wertvollen Mineral- und Vitalstoffe, bei der Raffination werden sie jedoch eliminiert.

Wie aus Mohn Opium entsteht und aus dem Kokablatt Kokain, wird aus Zuckerrohr und Zuckerrübe die »Droge« Zucker gewonnen. Was die Gehirnchemie betrifft, gibt es erstaunlich viele Parallelen zu harten Drogen. Die Zuckermoleküle docken an die Dopaminrezeptoren im Gehirn an, die dann ein kurzes Glücksgefühl erzeugen. Die Gehirnscans eines Zuckerkonsumenten bringen ganz ähnliche Bilder wie die eines Kokainabhängigen.

Und ähnlich wie bei anderen suchterzeugenden Substanzen gibt es einen Gewöhnungseffekt. Versuche an Ratten haben gezeigt, dass der Zuckerkonsum zum Abbau jener Rezeptoren führt, die das Hochgefühl erzeugen. Die Folge ist, dass wir mehr von diesem Stoff brauchen, um das nächste kurze High zu erleben. Der vermeintliche Energieschub raubt uns tatsächlich noch mehr Energie. Wir fühlen uns nicht einmal satt, sondern verlangen Nachschub. Genau diesen Effekt setzen Fooddesigner und Lebensmittelchemiker seit den 1970er-Jahren gezielt ein. Der sogenannte »Bliss Point« beschreibt jenen Punkt, bei dem ein Nahrungsmittel auf eine ganz bestimmte Art und Weise »optimal« ist – nämlich so süß und/oder salzig, dass beim Genuss ein Maximum an Dopamin und anderen Belohnungsbotenstoffen im Gehirn freigesetzt wird.

Auch pikanten Nahrungsmitteln wird Zucker beigefügt – so viel, dass sie zwar nicht als süß wahrgenommen werden, aber dennoch für die Ausschüttung der suchterzeugenden Botenstoffe im Gehirn sorgen. Deshalb können Kinder von Ketchup nicht genug bekommen, und deshalb reicht ein Burger mit all seinen zuckerhaltigen Soßen nie aus. Wie bei anderen Drogen muss unser Körper den Preis für die kurzen Highs bezahlen. Dem Zuckerschock folgt unweigerlich ein Insulinschock. Die Bauchspeicheldrüse muss viel zu große Mengen des Hormons ausschütten, um den lebensgefährlich hohen Blutzucker zu stabilisieren. Im Gegensatz zu den komplexen (langkettigen) Kohlenhydraten, an die unser Körper evolutionsgeschichtlich gewöhnt ist, »verpuffen« die (kurzkettigen) Einfach- und Zweifachzucker viel zu schnell, und es folgt die Unterzuckerung, der »Zuckercrash«. Bekommt der Körper zu viel Zucker, bräuchte er auch dringend all die bei der Raffination entfernten Vitamine und Spurenelemente, von Vitamin B_1 bis Mangan, um irgendwie mit der hohen Dosierung fertigzuwerden. Er signalisiert uns, dass er mehr Nahrung mit den notwendigen Vitalstoffen benötigt. Wenn stattdessen noch mehr Zucker nachkommt, muss das Insulin dafür sorgen, dass der überschüssige Zucker in Fettdepots abgelagert wird. So sind Fettleibigkeit und Zuckersucht direkt miteinander verbunden.

Der chronisch überhöhte Insulinspiegel ist außerdem stark entzündungsfördernd, weil sein hormoneller Gegenpart, das Reparatur- und Fettverbrennungshormon Glucagon, nicht mehr ausgeschüttet werden kann. Zucker wird aber nicht nur für Übergewicht und Diabetes mitverantwortlich gemacht, sondern auch für Krebs und Alzheimer. Vor allem wird immer klarer, dass er möglicherweise für die Todesursache Nummer eins in der westlichen Welt hauptverantwortlich ist – für Herz-Kreislauf-Erkrankungen.

Freilich, Zucker ist nicht nur süße Verführung: Treibstoff für unseren Körper ist ein kleiner Zuckerbaustein, die sogenannte Glucose (Traubenzucker). Sie liefert Energie für alle körpereigenen Abläufe - bis in die kleinste Körperzelle. Vor allem Gehirn und Herz verbrauchen viel Traubenzucker.

Wir müssen Zucker aber nicht zwingend in reiner Form zu uns nehmen. Unser Körper kann den nötigen Brennstoff aus den stärkehaltigen Kohlenhydraten, wie sie in Brot, Kartoffeln, Nudeln, Getreide oder Gemüse stecken, umwandeln. Darüber hinaus kann der menschliche Körper aus Fett und Eiweiß Glucose in kleinen Mengen selbst bilden. Eiweißtypen sind hier besonders »begabt«, zu viele Kohlenhydrate bringen ihren Stoffwechsel allerdings in Unordnung. Für alle gilt: Da Zucker über keine essenziellen Nährstoffe verfügt und schlussendlich »leere Kalorien« liefert, können wir reinen Zucker ohne negative Konsequenzen aus unserem Speiseplan streichen.

Wann kann es zu Insulinresistenz und Diabetes kommen?

Wenn unser Körper durch zu viel süßes oder stärkehaltiges Essen regelmäßig viel Insulin ausschüttet, können die Zellen insulinresistent werden. Das bedeutet, dass sie weniger oder keinen Zucker mehr aufnehmen und dieser im Blut bleibt, Diabetes ist die Folge. Bei einem dauerhaft hohen Blutzuckerspiegel werden die Blutgefäße und Nervenenden langfristig geschädigt. Als Folge können vielfältige Krankheiten wie Arteriosklerose, Durchblutungsstörungen, Nervenschädigungen oder gar Herzinfarkt, Schlaganfall und Krebs auftreten. Eine zuckerarme Ernährung und viel Bewegung können den Zuckerstoffwechsel jedoch signifikant verbessern.

INFOBOX Richtwerte: Wie viel Naschkatze darf sein?

In einer Studie an Mäusen konnte gezeigt werden, dass eine Diät, die zu 25 Prozent aus Glucose und Fructose besteht, zu einem doppelt so hohen Sterberisiko führt wie eine gesunde, zuckerarme Ernährung. Nach Empfehlung der Weltgesundheitsorganisation (WHO) sollten sowohl bei Erwachsenen als auch bei Kindern weniger als fünf Prozent der täglichen Energiezufuhr aus freien Zuckern stammen (siehe unten »Freier Zucker – was ist das?«), das entspricht ca. 25 Gramm Zucker pro Tag für einen Erwachsenen und maximal 12,5 Gramm für Kinder. Die WHO-Richtlinie bezieht sich nicht auf den natürlichen Zucker in frischem Obst und Gemüse sowie nicht auf die Laktose (Milchzucker) in Milchprodukten.

25 Gramm Zucker sind beispielsweise in etwa sechs Esslöffeln Ketchup, einem Viertelliter Eiskaffee oder in ca. 280 Millilitern Softdrink beziehungsweise Fruchtsaft enthalten. Mit mehr als einer Dose zuckerhaltiger Limonade überschreitet man also bereits die Empfehlungen der Weltgesundheitsorganisation. Laut Ernährungsbericht nehmen Erwachsene in unseren Breiten statt acht Stück Würfelzucker täglich durchschnittlich ganze 29 Stück zu sich.

INFOBOX »Freier Zucker« – was ist das?

Jener Zucker, der Lebensmitteln extra zugesetzt wird, heißt »freier Zucker«. Dazu zählen Saccharose, Fructose und Glucose genauso wie Honig, (Ahorn-)Sirup oder Dicksäfte. Einerseits zuckern wir Konsumenten unsere Nahrungsmittel selbst, andererseits macht das bereits die Nahrungsmittelindustrie – achten Sie daher auf die Verpackungsangaben.

Zuckerlobbying

Der Verbrauch an Zucker hat sich in den letzten hundert Jahren vervielfacht. Aktuell werden weltweit jährlich 175 Millionen Tonnen weißer Zucker produziert. Dabei war dieses »weiße Gold« noch im 18. Jahrhundert ein seltenes Luxusprodukt für Reiche und wurde erst dann ein fixer Bestandteil unserer Ernährung.

Dem englischen Ernährungswissenschaftler und Professor für Physiologie John Yudkin (1910–1995) fiel bereits in den 1950er-Jahren auf, dass proportional mit dem Anstieg des Zuckerkonsums auch die Rate an Herz-Kreislauf-Erkrankungen zugenommen hatte. Die vom Mainstream der damaligen Wissenschaftler beschuldigten Fette seien hingegen schon immer Teil der menschlichen Ernährung gewesen – ohne einen nennenswerten gesundheitlichen Schaden anzurichten.

Dokumentationen wie »Voll verzuckert«, »Die Zucker-Verschwörung« oder »Die große Zuckerlüge« zeigen, wie es den Lobbyisten der amerikanischen Zucker- und Lebensmittelindustrie gelang, die wissenschaftliche Studienlage so weit zu beeinflussen, dass in den 1960er- und 70er-Jahren ein nie da gewesener Zuckerboom über die Welt hereinbrach. Die Gesundheitsdevise zu dieser Zeit hieß ganz einfach »low fat – high sugar«. 1972 versuchte Yudkin, in seinem Buch »Pur, weiß und tödlich: Warum der Zucker uns umbringt« auf die enormen Gesundheitsrisiken und das Suchtpotenzial des süßen Stoffes aufmerksam zu machen. Er war der Meinung, dass ein Nahrungsmittelzusatz mit Sicherheit verboten werden würde, wenn sich auch nur ein kleiner Teil dessen, was man über die Auswirkungen von Zucker gesichert wisse, für diesen Stoff stichhaltig nachweisen ließe. Je stärker Yudkin den Zucker ins Visier nahm, desto seltener wurde er allerdings auf die von den Branchenverbänden gesponserten Gesundheitskongresse eingeladen, schließlich durfte er auch nicht mehr in Fachzeitschriften publizieren. Yudkin starb als wissenschaftlicher Außenseiter mit zerstörtem Ruf.

Erst in den vergangenen zehn Jahren setzten sich seine Erkenntnisse durch. 2014 veröffentlichte die Wissenschafts-NGO »Union of Concerned Scientists« den Report »Added Sugar, Substracted Science«, in dem sie die Irreführung der Öffentlichkeit und die Unterminierung der Gesundheitspolitik durch kommerzielle Interessenvertretungen anprangert: »Die Zuckerindustrie verwendet die gleichen Strategien, die die Tabakindustrie vorexerziert hat. Sie hinterfragt die wissenschaftlichen Erkenntnisse und bezahlt ihre eigenen Experten, um das simple Faktum zu verschleiern, dass zu viel Zucker schlecht für die Gesundheit ist.« In den 1920er-Jahren wurden beispielsweise Zigaretten als »Gesundheitsprodukte« angepriesen, sie seien gut für die Nerven und würden gegen Übergewicht und Asthma wirken. Es hat also mehr als sechzig Jahre gedauert, bis die Tabaklobby ihren Abwehrkampf verlor und man weltweit erkannte, dass Zigaretten einfach eine süchtig und krank machende Droge sind. Beim Zucker ist es noch nicht so weit, die Gesundheitspolitik hat diesbezüglich kaum Schritte in Richtung Schutz der Konsumenten gesetzt. Hier ist einstweilen jeder Einzelne gefordert.

Was können wir tun, um mit der Lust auf Süßes besser umzugehen?

Wenn wir wieder Verantwortung dafür übernehmen, was wir essen, ist das schon ein erster Schritt in die richtige Richtung. Durch den Verzicht, Lebensmittel »nachzuzuckern«, können wir beispielsweise eine große Menge des süßen Stoffes einsparen. Mit der Zeit empfinden wir dann den natürlichen Geschmack der Lebensmittel wieder stärker – was nicht nur unsere Gesundheit freut, sondern auch unsere Geschmacksknospen. Eine zuckerreduzierte Ernährungsweise kann zudem für tolle »Nebeneffekte« sorgen: Viele Menschen bemerken, dass die Haut frisch und rosig wird und sich das Hautbild verbessert. Oft fühlt man sich auch fitter und energiegeladener und schläft besser.

Bewusst genießen

Sie möchten bewusster auf Ihren Zuckerkonsum achten? Dann ändern Sie Ihre Gewohnheiten am besten nach und nach: Verfeinern Sie Ihre Lieblingsspeisen beispielsweise statt mit Zucker mit Obst. Reduzieren Sie süße Getränke wie Softdrinks und Limonaden, spritzen Sie Fruchtsäfte mit ganz viel Wasser auf, achten Sie auf den Zuckergehalt in Fertigprodukten und stillen Sie Ihren Süßhunger je nach Stoffwechseltyp mit frischem Obst, mit Nüssen oder mit Nuss- und Kokosmus. Und wenn Sie ein Stück Kuchen oder Schokolade essen, dann genießen Sie es mit allen Sinnen. Kurzzeitfasten und Meditation können sehr dabei helfen, mit Zucker achtsamer umzugehen. Kochen Sie oft selbst, dann haben Sie die beste Kontrolle über Ihren Zuckerkonsum!

Der Zuckertest

Zugesetzter Zucker steckt in vielen Lebensmitteln. Oft ist uns gar nicht bewusst, wie viel Zucker wir zu uns nehmen. Dieser Test hilft Ihnen, herauszufinden, ob Sie sich bereits zuckerarm ernähren. Beantworten Sie die folgenden zehn Aussagen jeweils mit Ja oder Nein. Addieren Sie am Ende Ihre Ja-Antworten.

Ja	Nein	Frage
		Ich trinke meist nur Wasser und ungesüßten Tee oder Kaffee. Fruchtsäfte und Softdrinks trinke ist selten.
		Ich esse täglich frisches Obst und Gemüse.
		Als süße Nachspeise nehme ich meist Obst und Nüsse zu mir. Süßwaren, Mehlspeisen oder Eis esse ich selten.
		Wenn ich Brot und Gebäck esse, dann greife ich meist zur Vollkornvariante.
		Wenn ich Süßes backe, verwende ich meist weniger Zucker für den Teig, als im Rezept angegeben ist.
		Bei Joghurt entscheide ich mich für die Naturvariante und mische selbst Obst darunter. Zucker gebe ich selten dazu.
		Saucen, Dressings, Ketchup etc. bereite ich selbst zu, hier spare ich bewusst Zucker ein.
		Ich esse meistens frisch gekochte Lebensmittel. Fertigprodukte und -gerichte meide ich.
		Ich vermeide unbewusstes Nebenbei-Naschen wie zum Beispiel das Knabbern beim Fernsehen.
		Marmelade und Honig zum Frühstück esse ich kaum, höchstens am Wochenende.
		Wenn Sie neun bis zehn Fragen mit Ja beantworten, ernähren Sie sich zuckerarm und vielleicht auch schon nach den idealen WHO-Empfehlungen mit maximal sechs Teelöffeln »freiem Zucker« pro Tag.
		Können Sie sechs bis acht Fragen mit Ja beantworten, sind Sie auf einem guten Weg.
		Sie haben vier oder weniger Zustimmungen? Reduzieren Sie den Zucker in Ihrer täglichen Ernährung schrittweise. Die Achtsamkeitsübungen (siehe Seite 127) helfen Ihnen, dranzubleiben.

13 Tipps, um einfach Zucker zu reduzieren

1. Misten Sie aus: Durchforsten Sie Ihre Vorräte nach ungesunden, zuckerhaltigen Produkten und trennen Sie sich davon.
2. Schulen Sie Ihr Geschmacksempfinden sanft um und trainieren Sie sich den Gusto auf Süßes sukzessive ab.
3. Softdrinks und Fruchtsäfte sind als Durstlöscher nicht geeignet. Ein Glas enthält oft schon acht Stück Würfelzucker. Trinken Sie stattdessen Wasser und geben Sie, wenn Sie mögen, wenig Zitronensaft oder Kräuterblätter dazu.
4. Bereiten Sie sich Ihr Fruchtjoghurt mit Naturjoghurt und Biofrüchten selbst zu.
5. Trinken Sie Tee oder Kaffee ohne Zucker.
6. Würzen Sie, statt zu süßen: zum Beispiel mit Vanille, Zimt und Anis oder herzhafter mit Rosmarin, Pfefferminze, Chili, Oregano & Co.
7. Achten Sie bei verpackten Lebensmitteln auf die Nährwertkennzeichnung: Dort ist angeführt, wie viel Zucker in 100 Gramm oder 100 Millilitern des Produktes enthalten ist. Alles, was zum Beispiel die Endung -ose, -sirup, -dicksaft und natürlich -zucker hat, ist eine Form von Zucker (Saccharose, Glucose, Fructose oder Fructosesirup etc.), aber auch Namen wie Malzextrakt oder Maltodextrin bezeichnen nichts anderes als Zucker. Oft versteckt sich Zucker auch in Produkten wie Gemüsebrühe, Senf, Ketchup oder Essiggurken.

8. Greifen Sie zu Produkten mit der Aufschrift »ohne Zucker-zusatz« beziehungsweise »ohne Süßstoffe«.

9. Nehmen Sie, wenn Sie Süßhunger verspüren, Eiweißhaltiges und Gemüse zu sich, zum Beispiel Käse, Nüsse, Gemüse oder ein gekochtes Ei, so bleibt der Heißhunger aus.

10. Planen Sie zuckerfreie Zeiten: Schon nach einer Woche Zuckerfasten werden unsere Geschmacksempfindungen viel intensiver, der Süßhunger ist verschwunden.

11. Gemeinsam ist immer einfacher: Suchen Sie sich Freunde oder Familienmitglieder und starten Sie gemeinsam eine »Zuckerchallenge«.

12. Entscheiden Sie sich fürs Intervallfasten – von den längeren Essenspausen profitiert Ihr Insulinhaushalt.

13. Praktizieren Sie Achtsamkeitsübungen und Meditation, sie helfen Ihnen beim Zuckerverzicht.

METHODEN ZUR ENTGIFTUNG
DES KÖRPERS

Können wir den Prozess der Selbstreinigung des Körpers noch zusätzlich unterstützen? Ja, das können wir! Es gibt Maßnahmen, die uns bei der Entgiftung fördernd begleiten.

Wilde Kräuter
mit Jungbrunnen-Effekt

Ganz sanft entgiften kann man mit den wunderbaren Wildkräutern. Viele nennen sie Unkraut, manche spritzen sogar ihre Gärten mit Gift, sodass im grünen sterilen Rasen kein Kräutlein mehr zu sehen ist. Dabei steckt so viel Kraft in diesen Pflanzen. Im Garten wächst immer wieder ein anderes Unkraut im Übermaß, einmal ist es das Gänseblümchen, dann wieder der Löwenzahn oder aber die Gundelrebe, die dem Rasen im Frühjahr einen lilafarbenen Schimmer verleiht.

Unkraut zum Essen
Früher war das Sammeln und Verkochen von Wildkräutern ein fester Bestandteil im Kreislauf der Jahreszeiten. Die Zunft der Heilerinnen wusste um die Wirksamkeit der »Unkräuter«, ihren Reichtum an Vitaminen, Mineralstoffen und sekundären Pflanzenstoffen, und kannte die besten Rezepte. Heute ist dieses

Wissen leider vielfach in Vergessenheit geraten. Dabei sind Wildkräuter ein wahrer Schatz – ihre Wirkung auf den Stoffwechsel ist sogar wissenschaftlich nachgewiesen.

Es gibt jedoch Qualitätsmerkmale, die sich nicht messen lassen – berücksichtigt werden sie in der »anthroposophischen Medizin«, die die gesamte Pflanze mit einbezieht: Es geht hier auch darum, wie die Pflanzen aussehen und wie und wo sie wachsen. Wildkräuter müssen sich ihren Standort erobern und besitzen daher viel Vitalität. Diese Kraft geben sie an den Menschen weiter. Eine Eigenschaft, die den Kulturpflanzen, laut Anthroposophie, verloren gegangen ist. Die Wissenschaft hingegen anerkennt bei den Wildpflanzen den Reichtum an sekundären Pflanzenstoffen sowie die stoffwechselfördernde, entschlackende und immunstärkende Wirkung.

Wildkräuter richtig sammeln

Informieren Sie sich vorab, wie die entsprechenden Wildkräuter aussehen, besorgen Sie sich ein Pflanzenbestimmungsbuch oder verwenden Sie eine Kräuter-App. Wenn Sie unsicher sind, ob etwas genießbar ist, fragen Sie einen Experten oder lassen Sie die Finger davon!

Pflanzen pflückt man am besten dort, wo sie in größeren Mengen vorkommen. Reißen Sie nie die ganze Pflanze aus, sondern sammeln Sie nur die Blätter oder Blüten. Nehmen Sie keine Pflanzen, die neben stark befahrenen Straßen wachsen, neben gedüngten Feldern oder Mülldeponien. Und genießen Sie das Sammeln und Pflücken mit allen Sinnen!

BRENNNESSEL

- Verwendung: Blätter, blühendes Kraut, Samen
- Pflücken: Nur mit Handschuhen ernten, da das Nesselgift bei jedem unterschiedlich wirkt. Bei Berührung ist ein Juckreiz bis zu 36 Stunden möglich.
- Saison: März bis Oktober, am besten die jungen Blätter von März bis Mai
- Geschmack: herb-frisch, feinwürzig, säuerlich
- Wirkung: Regt den gesamten Stoffwechsel an, ist blutreinigend, harntreibend, hilft bei Verdauungsstörungen, stärkt die Nieren und unterstützt das Immunsystem. Gut bei Müdigkeit und Erschöpfungszuständen.
- Enthält Eisen und Magnesium.
- Zubereitung: Mit heißem Wasser übergießen, das zerstört die Brennhaare. Junge Blätter im Frühjahr sind zarter, man kann sie auch trocknen.
- Tee: Zwei Teelöffel getrocknetes Kraut mit einem Viertelliter kochendem Wasser aufgießen, fünf Minuten ziehen lassen. Zweiwöchige Brennnesselkur: Vor dem Frühstück eine Tasse trinken und im Laufe des Tages schluckweise noch zwei weitere Tassen.
- Küche: Brennnesselsuppe oder Brennnesselspinat

GÄNSEBLÜMCHEN

- Verwendung: Blätter und Blütenköpfchen
- Saison: März bis November (je nach Wetter eventuell auch das ganze Jahr)
- Geschmack: mild nussig, säuerlich, herb, zartbitter
- Wirkung: Regt den Stoffwechsel und die Verdauung an, ist blutreinigend und schleimlösend.
- Tee: Zehn kleine Blütenköpfchen und Blätter mit vier Tassen kochendem Wasser übergießen. Zehn Minuten ziehen lassen. Kur: Zwei Wochen lang täglich vier Tassen trinken.
- Küche: Junge Blätter und Blüten roh in den Salat oder gekocht in Suppen oder Smoothies geben.

TIPP Gänseblümchensuppe –
ein köstliches »Naturschauspiel«

Stellen Sie eine kleine Schüssel oder einen Teller mit frisch gepflückten Gänseblümchen auf den Tisch und servieren Sie eine feine Gemüsecremesuppe oder einen (Brennnessel-)Spinat. Wer mag, kann sein Essen mit einzelnen Blütenköpfchen garnieren – und dabei ein Naturschauspiel bestaunen: Durch den heißen Dampf öffnen sich die Köpfchen der Gänseblümchen nach und nach, so als würden sie wieder zu blühen beginnen. Und das gefällt nicht nur Kindern!

GUNDELREBE, GUNDERMANN

- Verwendung: Blätter und lila Blütenköpfchen
- Saison: März bis September, in Blühphasen ernten und trocknen lassen.
- Geschmack: leicht herb und bitter, aromatisch
- Wirkung: Hemmt Entzündungen, ist harntreibend und schleimlösend, fördert den Stoffwechsel, entgiftet, leitet Schwermetalle aus, wirkt antibakteriell und regt das Immunsystem an.
- »Zauberpflanze«: Die Gundelrebe galt einst als Verkörperung der guten Hausgeister, die den Menschen in Zeiten der Not ihre Hilfe anbieten. Das Verzehren sollte daher auch vor schlechten Einflüssen schützen, zehrende Krankheiten heilen und Kraft für Gesundheit bringen.
- Tee: Einen Teelöffel der getrockneten Kräuter mit einem Viertelliter kochendem Wasser übergießen, fünf Minuten ziehen lassen. Zwei Wochen lang täglich zwei Tassen trinken.
- Küche: Passt in Suppen, Salate, Aufstriche, Smoothies und Bowlen.

LÖWENZAHN

- Verwendung: junge zarte Blätter, junge Blütenköpfe, Wurzel
- Die Blätter sind zartbitter und sollten nur von Pflanzen geerntet werden, die noch keine Blütenstängel entwickelt haben. Keinesfalls sollte der Stängel verwendet werden, da der Milchsaft zu Übelkeit und anderen Vergiftungssymptomen führen kann!
- Saison: März bis September
- Geschmack: zartbitter, säuerlich

- Wirkung: Reinigt das Blut, stärkt Leber und Galle, ist harntreibend und verdauungsfördernd, entschlackt und wirkt entgiftend.
- Tee: Einen Teelöffel getrocknete Wurzel (gibt es in der Apotheke) mit einer Tasse Wasser einmal aufkochen, dann 15 Minuten ziehen lassen. Oder vier Tassen kochendes Wasser über eine halbe Tasse frische zarte Löwenzahnblätter gießen, 15 Minuten ziehen lassen und dann abseihen. Kur: Zwei Wochen lang morgens und abends eine Tasse Tee trinken.
- Blütenknospen ohne den bitteren Stiel schmecken zart nach Pilzen und werden in Butter gedünstet oder knusprig gebraten. Junge Blätter passen in den Salat.

SCHAFGARBE

- Verwendung: Für medizinische Zwecke das ganze Kraut, für kulinarische Zwecke die zarten Blättchen. Für Tees die blühende Pflanze, sie enthält ätherische Öle wie auch Bitterstoffe.
- Saison: März bis September
- Geschmack: Junge Blätter im Frühjahr sind zartbitter und schwach aromatisch.
- Wirkung: verdauungsfördernd, harntreibend, krampflösend, wundheilend, blutstillend
- Küche: Passt in Suppen, Aufstriche und Salate.
- Tee: Einen Teelöffel der getrockneten Kräuter mit einem Viertelliter kochendem Wasser übergießen, fünf Minuten ziehen lassen.
- Zwei Wochen lang täglich zwei Tassen trinken.

Achtung auf mögliche Allergien gegen Schafgarbe oder andere Korbblütler!

VOGELMIERE

- Verwendung: ganzes Kraut
- Saison: ganzjährig
- Geschmack: feinwürzig, mild
- Wirkung: Regt den Stoffwechsel an und ist verdauungs-fördernd – hilft gegen Verstopfung und Blähungen. Die Vo-gelmiere ist Spitzenreiter unter den Wildkräutern, wenn es um Mineralstoffe geht. 150 Gramm liefern den gesamten Tagesbedarf an Eisen, Kalium, Kalzium und Magnesium, aber auch an Vitamin C und Provitamin A. Vor allem im Frühjahr sollte man Vogelmiere essen: Sie hilft, Atemwege, Nieren und Haut nach dem Winter zu reinigen.
- Küche: Schmeckt frisch in Salaten, Smoothies und Suppen.

Guter Tipp: Kräutertees alle zwei Wochen abwechseln, so kommt es nicht zu Gewöhnungseffekten.
Neben den bunten Wildkräutern gibt es auch andere großartige Detox-Unterstützer – wie das durch die Mundschleimhaut ent-giftende Ölziehen, die giftbindende Heilerde, den Einlauf zur Darmreinigung, das entspannende Basenbad, den reinigenden Leberwickel und die Entgiftungs-Alphareise durch den Körper. Nehmen Sie sich regelmäßig Zeit dafür und gönnen Sie dem Körper diese Jungbrunnen.

Ölziehen

Jahrtausendealte ayurvedische Schriften beschreiben bereits das entzündungshemmende und entgiftende Ölziehen. Im Westen wurde es in den 1990er-Jahren durch den russischen Arzt F. Karach bekannt.

Ziel der regelmäßigen Mundspülung mit Öl ganz ohne Nebenwirkungen ist die Entschlackung und Entgiftung über die Mundschleimhaut. Ölziehen macht die Zähne weißer, kräftigt das Zahnfleisch und lindert Entzündungen im Mund.

Anwendung: Vor dem Frühstück spült man mit einem Tee- bis Esslöffel Bio-Olivenöl oder Bio-Kokosöl den Mund, dabei zieht man das Öl immer wieder durch die Zähne. Dann spült man den Mund gut mit Wasser und putzt sich die Zähne (das Öl spuckt man am besten in ein Taschentuch, das dann im Müll entsorgt wird). Die Kur kann zweimal jährlich für vier bis acht Wochen durchgeführt werden.

Heilerde

Das zu Pulver geriebene Naturgestein aus der Eiszeit hilft bei unterschiedlichsten Verdauungsstörungen: Es bindet überschüssige Magensäure, die Sodbrennen und Magendrücken verursacht, sowie Fäulnis- und Gärungsgifte. Der natürliche Ballaststoff kurbelt die Darmperistaltik an und sorgt dadurch für die Ausscheidung der Giftstoffe, hilft aber auch bei Durchfall. Eine Studie an der Charité Berlin zeigte sogar, dass sich ein Reizdarmsyndrom natürlich und effektiv mit Heilerde therapieren lässt und nach einer sechswöchigen Behandlung eine Verbesserung um fast 50 Prozent verzeichnet werden kann.

Anwendung: Trinken Sie täglich einen Esslöffel (beziehungsweise ein bis zwei Kapseln oder ein bis zwei Messbecher) Heilerde in einem Glas warmem Wasser – immer eine halbe bis eine Stunde vor oder nach dem Essen. Trinken Sie zwei Gläser warmes Wasser nach, sonst kann es zur Verstopfung kommen. Wichtig: Wegen des ausgeprägten Vermögens, andere Stoffe zu binden, soll die Heilerde im zeitlichen Abstand von ein bis zwei Stunden vor oder nach der Einnahme von Arzneimitteln getrunken werden. Eine Kur dauert zwei bis sechs Wochen, dann sollte eine Pause folgen. Bei Krankheiten klären Sie die Anwendung von Heilerde mit Ihrem Arzt!

INFOBOX Darmreinigung – Einlauf

Durch Fäulnis und Gärung von unverdauten Lebensmitteln können im Darm Giftstoffe entstehen. Sie belasten den Körper und führen oft zu Kopfschmerzen und Unbehagen. Der Einlauf mit einem Irrigator ist eine sehr schonende Möglichkeit, den Darm zu reinigen. Führen Sie die Reinigung dreimal während einer Woche durch – zu Beginn, in der Mitte und zum Schluss. Auch wenn Sie sich »grippig« fühlen oder gerade von Migräne oder Kopfschmerzen geplagt werden, kann ein Einlauf sofortige Abhilfe bringen.

So funktioniert's: Sollten Sie zum ersten Mal einen Einlauf machen, kann es sein, dass Sie sehr schnell einen Entleerungsdruck spüren. Das ist normal – gehen Sie dann gleich auf die Toilette. Wenn die erste kleine Entleerung stattgefunden hat, können Sie mit einer weiteren Füllung des Darms mit Wasser beginnen.

Manchmal sind zwei, drei oder mehr Füllungen nötig, bis der Darm vollkommen entleert ist. Nehmen Sie zu Beginn einen bis anderthalb Liter und teilen Sie diese auf einzelne Halbliter-Füllungen auf.

Vorteile des Einlaufs: Er sorgt für eine schonende und komplette Reinigung des ganzen Enddarms und geht sehr rasch (zehn bis 15 Minuten).

Durchführung: Besorgen Sie sich einen Irrigator und ein 30 Zentimeter langes Einmaldarmrohr mit sieben bis acht Millimetern Durchmesser.

Legen Sie ein Handtuch auf den Boden, damit Sie es bequem haben.

Stecken Sie das Darmrohr auf das Anschlussstück des Irrigators.

Drehen Sie den Hahn am Irrigator zu und füllen Sie den Irrigator mit einem halben Liter handwarmem Wasser. Drehen Sie den Hahn nochmals auf und lassen Sie die Luft aus dem Röhrchen. Drehen Sie den Hahn wieder zu, wenn keine Luftblasen mehr im Wasser sind.

Fetten Sie die Darmrohrspitze mit einem hochwertigen Öl ein (Lavendel-, Olivenöl).

Hängen Sie den Irrigator auf – zum Beispiel an der Klinke der Badezimmertür.

Legen Sie sich auf die linke Seite, strecken Sie dabei Ihr linkes Bein aus und winkeln Sie das rechte an.

Führen Sie das Einführrohr einige Zentimeter in den Enddarm ein, öffnen Sie langsam den Zulaufhahn und schieben Sie das Rohr nicht zu schnell ca. 15 Zentimeter weiter (wird das Rohr nicht weit genug eingeführt, kommt es zu schnell zu einem Entleerungsdrang).

Drehen Sie den Schlauch nach dem vollständigen Einlaufen des Wassers zu und entfernen Sie ihn.

Bleiben Sie ein paar Minuten auf dem Rücken liegen und entleeren Sie Ihren Darm erst dann.

Hängen Sie den Irrigator niedriger auf oder senken Sie die Geschwindigkeit, wenn Sie ein Druckgefühl verspüren. Der Einlauf sollte nie gewaltsam durchgeführt werden. Die Darmentleerung erfolgt in heftigen Schüben, der Darminhalt ist dabei dünnflüssig, oft sind auch festere Teile dabei. Achtung: Machen Sie den Einlauf nur bei einem gesunden Darm, also nicht nach Operationen.

Basenbad

Ein Baby wächst neun Monate lang im »Vollbad« des Fruchtwassers heran. Dieses Fruchtwasser hat einen pH-Wert von 8 bis 8,5, ist also schwach basisch und macht die Babyhaut streichelzart.

Durch eine basische Körperpflege mit Salzen und Mineralien wird die Haut von bereits ausgeschiedenen Säuren und Schadstoffen, aber auch von Organismen wie Pilzen befreit und der gesamte Organismus entlastet. Sie zeigt dem Körper, dass weitere Säuren gezielt nachgeschoben, also »entsorgt« werden können. Ein Basenbad verursacht eine optimale Selbstfettung der Haut, aktiviert Schweiß- und Talgdrüsen und sorgt dennoch für einen angenehmen Körpergeruch. Es entspannt Körper, Geist und Seele.

Anwendung: Ein Basenbad sollte mindestens 30 Minuten dauern, empfohlen werden sogar 60 bis 90 Minuten. Nehmen Sie bei einer Kur wöchentlich ein bis zwei Vollbäder (in 36 bis 38 Grad Celsius warmem Wasser) oder vier bis fünf Fußbäder (in 38 bis 41 Grad Celsius warmem Wasser). Idealerweise bürsten Sie im Basenbad alle zehn Minuten Ihre Haut, das erhöht die Ausscheidungsleistung und steigert die Effektivität der Entsäuerung.

Körperbürstungen

Alle Säuren und Gifte, die nicht über Nieren, Darm und Lunge ausgeschieden werden, schiebt der Körper in drüsenreiche Hautschichten, um sich ihrer dort zu entledigen – also in Füße, Hände, Kniekehlen, Armbeugen, Achselhöhlen und Leisten. In diesen Regionen besitzt die Haut bis zu 200 Schweißdrüsen pro Quadratzentimeter sowie zahlreiche Talgdrüsen. Wir sondern täglich einen halben Liter Schweiß durch die Haut ab, auch dann, wenn wir gar nichts tun.

Regelmäßige trockene oder nasse Körperbürstungen regen die Ausscheidung über die Haut an und reinigen diese gleichzeitig: Durch das Peeling werden alte Hautpartikel entfernt, Haut- und Lymphkreislauf aktiviert und Schadstoffe abtransportiert – und das Bindegewebe wird gereinigt.

Anwendung: Machen Sie täglich mit einer dafür geeigneten Körperbürste Trockenbürstungen – oder wählen Sie auch die »nasse« Variante und führen Sie die Bürstungen unter der Dusche und während eines Basenbads als wohltuendes Jungbrunnen-Ritual durch.

Leberwickel

Gönnen Sie sich immer wieder einen Leberwickel. Er entspannt und hat gleichzeitig eine anregende Wirkung auf die Leber, eines unserer wichtigsten Entgiftungsorgane.

Anwendung: Füllen Sie eine Wärmflasche mit heißem Leitungswasser und umwickeln Sie diese mit einem kleinen feuchten Handtuch. Ziehen Sie sich warme Socken an und legen Sie sich im Bett auf den Rücken. Platzieren Sie die Wärmflasche auf dem Bauch, also auf dem rechten Rippenbogen am Ende des Brustkorbes – »darunter« befindet sich die Leber. Legen Sie ein trockenes großes Handtuch fest darüber und decken Sie sich zu. Ruhen Sie dann ca. eine halbe Stunde. Trocknen Sie sich danach ab und genießen Sie weiterhin Entspannung und Erholung.

Entgiftungs-Alphareise

Die Alphamethode ist eine Synthese aus der psychosomatischen Kinesiologie und der Silva Mind Methode, aus NLP, katathymem Bilderleben und autogenem Training. Man konstruiert dabei durch bildhafte Vorstellung sein eigenes mentales Gestaltungsfeld, in dem man wirken und verändern kann – und macht sich auf Gedankenreisen durch den Körper.

Forschungen der Ohio University zeigten, dass Muskeln bereits durch Gedanken an körperliches Training beeinflusst und gestärkt werden und man so Atrophien (Gewebsschwund) verzögern kann. Bei den Versuchen fixierten die Forscher bei einem Teil der Probanden jeweils ein Handgelenk und stellten damit die Armmuskeln für vier Wochen ruhig. Fünfmal wöchentlich mussten sich die Versuchsteilnehmer dann jeweils elf Minuten ruhig sitzend intensiv vorstellen, die fixierten Muskeln zu trainieren – die Armmuskulatur also mit geistiger Energie anzuspannen. Messungen ergaben, dass der Muskelschwund bei jenen Probanden, die aktiv im Kopf geübt hatten, nur halb so groß war wie bei der Kontrollgruppe. Auch die neuromuskulären Nervenbahnen im Gehirn zeigten sich stärker ausgeprägt. Die Studie macht deutlich: Unser Geist beeinflusst die Materie und formt sie.

FRUSTESSEN VERSUS
BEWUSST GENIESSEN

Schokolade und Eiscreme versüßen das Leben. Essen macht glücklich – zumindest kurzfristig. Und das lässt sich neurowissenschaftlich leicht erklären: Stark süßes und salziges Essen wirkt sich auf die Gehirnchemie in vielerlei Hinsicht aus wie die sogenannten harten Drogen. Geschmacksverstärker, wie die in der Industrienahrung allgegenwärtigen Glutamate, stehen nicht umsonst im Ruf, Stimulanzien zu sein.

Glutamate begünstigen allerdings auch Übergewicht und Nervenschäden – und damit wären wir bei den Schattenseiten einer allzu süßen oder salzigen Nahrung. Schon beim Konsum von »natürlichem« Haushaltszucker, wie er in der Lebensmittelindustrie massenhaft verwendet wird, sehen Neurowissenschaftler, dass die Gehirnscans jenen von Kokainsüchtigen erschreckend ähneln. Vor allem der Botenstoff Dopamin spielt hier eine Rolle, er wird nicht nur durch Nikotin, Kokain, Opium & Co. ausgeschüttet, sondern auch beim Sex – und beim Genuss von Zucker. Salziges Essen triggert das Belohnungssystem im Gehirn ebenso. Was besonders intensiv und gut schmeckt, löst im Normalfall ein Feuerwerk an Glücksbotenstoffen aus. Das Casein in Milch und Käse enthält etwa Casomorphin, das im Gehirn eine morphiumartige Wirkung entfaltet.

Und natürlich hat die Natur diese Belohnungssysteme mit gutem Grund installiert: Salz, Zucker und Fett sind zweifellos wichtige Bestandteile der Ernährung, unser Körper braucht sie. Über Jahrmillionen waren sie jedoch rar. Unsere Vorfahren mussten oft extreme Anstrengungen auf sich nehmen, nur um an kleine Mengen dieser Stoffe zu kommen. Bevor die australischen Aborigines mit Einwanderern in Kontakt kamen, nahmen sie mit ihrer traditionellen Nahrung im Laufe eines Jahres lediglich so viel Zucker zu sich, wie heute in einer einzigen Dose Cola steckt.

Nicht nur die Verfügbarkeit von Zucker hat sich in der modernen Welt verändert, auch Reinheit und Konzentration sind größer geworden. In einer frischen Frucht hat die Natur dem Zucker alle notwendigen Vital- und Ballaststoffe mitgegeben, um vom Organismus gut verarbeitet werden zu können. Im Zuge der Raffination werden die wertvollen Begleiter jedoch aus Zuckerrohr und Zuckerrübe entfernt, der Konsument bekommt quasi Reinsubstanzen (Kokablätter lassen sich im Gegensatz zu Kokain auch nicht überdosieren).

Die kurzfristigen Auswirkungen des Zuckermissbrauchs sind vielleicht nicht so schädlich wie bei Kokain – die langfristigen hingegen sehr wohl, vor allem, wenn wir sie hinsichtlich der Volksgesundheit betrachten (siehe Kapitel »Die Droge Zucker: Macht Zucker süchtig?«). Noch in den 1970er- und 80er-Jahren war es üblich, Kindern Traubenzuckerpastillen als »Gehirnnahrung« in die Schule mitzugeben. Tatsächlich braucht das Gehirn für seine Arbeit Glucose. Es könnte diesen Traubenzucker jedoch in sehr viel geeigneterer Form aus Vollkorngetreide oder Gemüse beziehen – allerdings ohne dabei das Hochgefühl eines »Botenstofffeuerwerks« in den Synapsen zu erleben. Was unsere Psyche kurzfristig glücklich macht, ist meist eine schwere Belastung für den Gesamtorganismus.

Es ist wichtig, den nährenden Aspekt des Essens vom psychoaktiven Aspekt zu trennen. Wie schon erwähnt: Unser physischer Körper wäre meist mit weniger, aber gesünderen Lebensmitteln glücklicher. Unsere Psyche verlangt jedoch nach jenem süßen, fetten und schweren Essen, das so viele Zivilisationskrankheiten hervorbringt. Essen sollte aber nicht dazu missbraucht werden, emotionale Defizite auszugleichen und »den Frust hinunterzufressen«. Denn das nimmt dem Genuss die unbeschwerte Freude und schadet schlussendlich dem Körper.

Neben dem »Frustessen« und der Askese, wie sie in vielen Religionen gelehrt wird, gibt es noch einen dritten Weg – den bewussten, befreiten Genuss. Aus Indien stammt neben der asketischen Yogatradition der tantrische Weg, der die »Erleuchtung« im bewussten Ausleben der sinnlichen Erfahrung sucht. Das Tantra wird zwar meistens mit Sexualität in Verbindung gebracht, bezieht sich aber auf alle sinnlichen Erfahrungen, wie eben auch auf kulinarische Genüsse. Da wie dort ist der Tantriker nicht von seinen Sinnen getrieben, sondern kann sie gezielt einsetzen – und wird dafür mit viel größerem Genuss belohnt.

Intervallfasten erfordert einen kontrollierten, selbstbestimmten Umgang mit der Nahrungsaufnahme. Das bewusstere Essen bringt uns gesundheitliche Vorteile, es erlaubt uns zu genießen und hin und wieder auch über die Stränge zu schlagen, weil die Fastenphasen den notwendigen Ausgleich bieten. Dazu ist es notwendig, unsere psychischen Bedürfnisse nicht über den Umweg des Essens stillen zu müssen. In diesem Buch zeigen wir Ihnen Techniken, die dabei helfen, unsere »Emotionalkörper« zu nähren und unsere Psyche so weit zu stärken, dass wir die neuen Gewohnheiten mühelos in unseren Alltag integrieren können.

INFOBOX Nährende Natur - Jungbrunnen Wald

Unabhängig davon, ob Sonnenlicht und eine natürliche Umgebung den Körper bis zu einem gewissen Grad direkt nähren können, steht eines außer Frage: Sonnenlicht und der Aufenthalt in der Natur, vor allem im Wald, können die Psyche nähren.

In wissenschaftlichen Studien hat sich gezeigt, dass Waldspaziergänge das Stresshormon Cortisol im Blut senken. Sie heben die Stimmung und steigern positive Emotionen. Schon lange weiß man, dass

Menschen, die in waldreichen Gebieten wohnen, statistisch gesehen seltener erkranken und durchschnittlich länger leben. Der Wald wird mittlerweile sogar für medizinische Therapien verwendet, etwa bei Herz-Kreislauf- und Suchterkrankungen, Depressionen, Übergewicht und Burn-out. Verantwortlich für die wohltuende Wirkung dürfte ein ganzes Bündel an Faktoren sein, darunter auch die Terpene, die Botenstoffe der Bäume, die wir über die Haut und die Atmung aufnehmen.

In Japan, wo in den großen Städten die Entfremdung von der Natur dramatische Ausmaße angenommen hat, ist das »Shinrin Yoku«, das »Waldbaden«, mittlerweile eine gut erforschte und anerkannte Therapieform, nicht nur bei psychischen Erkrankungen. Studien des führenden Waldmediziners Qing Li von der Nippon Medical School in Tokio belegen, dass unser Immunsystem dadurch nachweislich gestärkt wird: Bereits ein einziger Tag im Wald steigert die Zahl der körpereigenen Krankheitserreger-eliminierenden Killerzellen um vierzig Prozent. Die japanischen Mediziner konnten auch beobachten, dass Waldspaziergänge nicht nur Ängste und Depressionen lindern, sondern auch Krebs und anderen Krankheiten vorbeugen. Bei chronischen Schmerzpatienten oder aber gewaltbereiten und hyperaktiven Jugendlichen hat man ebenso positive Erfahrungen gemacht.

Sonnenlicht stellt einen weiteren wichtigen Faktor für unser Wohlbefinden dar, denn die Zirbeldrüse benötigt viel Sonnenlicht, um ausreichende Mengen des Botenstoffs Serotonin produzieren zu können – und dieser schützt uns vor Depressionen und Melancholie. Machen Sie es sich zur Regel, täglich und bei jedem Wetter mindestens 30 Minuten im Tageslicht spazieren zu gehen, am besten im Grünen, noch besser in einem richtigen Wald. Wenn Sie in der Stadt wohnen, nutzen Sie zumindest die Wochenenden für ausgiebige Waldspaziergänge. Ihr Körper und Ihre Psyche werden es Ihnen danken. Auch der Bedarf an »Frustkalorien« wird dadurch geringer.

Iss keinen weißen Zucker, keine Süssigkeiten, keine fetten, salzigen Snacks, trink keine Energydrinks. Wir alle wissen mittlerweile, auf welche Lebensmittel wir verzichten sollten, weil sie unserer Gesundheit schaden. Nur, wer will schon verzichten? Genau an diesem Punkt setzt ein neuer Zugang der Ernährungsberatung an, der sich in den letzten Jahren vor allem in Kalifornien durchgesetzt hat. Statt die Aufmerksamkeit nur auf das Verbieten der ungesunden Lebensmittel zu richten, wird eine wohlschmeckende, gesunde Diät zusammengestellt, die für die schädlichen Lebensmittel einfach keinen Platz mehr lässt: süßes frisches Obst statt Gummibärchen, Nüsse statt Chips etc.

Aus der Raucherentwöhnung ist schon lange bekannt: Sich mit rationalen Argumenten das Rauchen abzugewöhnen, führt in den allerseltensten Fällen zum Erfolg. Über mehr oder weniger kurze Zeiträume mag es klappen, aber gerade, wenn wir unter emotionalem Stress stehen, schaffen wir es nicht, zu »verzichten«. Der einzige Weg aus diesem Dilemma ist ein Perspektivenwechsel: Wir konzentrieren uns auf das, was wir gewinnen – etwa die Freiheit, von einer krank machenden teuren Sucht loszukommen. Dabei hilft es, auch ganz im Sinne der tantrischen Tradition, »den Bogen bei unseren sinnlichen Genüssen zu spannen«. Statt heimlich und mit schlechtem Gewissen immer ein bisschen zu »sündigen«, tun wir dies ganz bewusst und nehmen dabei wahr, was wir erhalten – aber auch, womit wir bezahlen.

Die unangenehmen körperlichen Folgen des Rauchens nach dem kurzen Dopamin-High werden durch ein bewusstes Wahrnehmen ebenso spürbar wie der »Zuckercrash« nach dem »Zuckerflash«. Wir können unsere Laster viel leichter loslassen, wenn wir uns auch die meist recht nachteilige Bilanz vor Augen führen.

Der beste Schutzschild gegen Süchte bleibt aber in jedem Fall ein physisch und psychisch nährender Lebensstil. Wenn wir im Sinne des »Crowding-out« in Fülle leben und uns glücklich fühlen, fallen die Laster ganz von selbst von uns ab und können auch nicht mehr andocken.

NAHRUNG FÜR DIE SEELE: DER SCHLÜSSEL ZUM INTERVALLFASTEN-ERFOLG

Wie in den vorangegangenen Kapiteln beschrieben, neigen wir dazu, unsere Nahrung wie andere Genussmittel zu benutzen – wir wollen damit unsere Psyche positiv beeinflussen. So werden die oft viel zu großen Mengen an süßem, fettem und schwerem Essen nicht verzehrt, um den physischen Körper zu stärken, sondern um den »Emotionalkörper« zu befriedigen. Wir machen das nicht aus Dummheit, es ist vielmehr eine unbewusste Selbstmedikation. Unsere Seele verlangt danach, um besser mit dem Leben zurechtzukommen, wir haben – zumindest kurzfristig – das Gefühl, entspannter, glücklicher oder energiegeladener zu sein. Langfristig jedoch muss unser physischer Körper, wie bei jeder anderen Sucht, die Rechnung dafür bezahlen – mit Krankheiten und vorzeitiger Alterung.

Vielen Menschen gelingt es im Urlaub, schlechte Gewohnheiten hinter sich zu lassen: Das Fasten zeigt zum Beispiel beim Ayurveda-Retreat oder im Kloster wunderbare Effekte. Im Alltag kehrt dann das suchthafte Essverhalten zurück, weil sich die gestresste Psyche meldet und »etwas braucht« (siehe Infobox »Eine neue Sicht auf Sucht – Glück statt Abhängigkeit«). Unser moderner Lebensstil läuft häufig unserer Seele zuwider, die »Genüsse« helfen uns, zu funktionieren.

Die gute Nachricht ist: Wenn wir die Seele entsprechend nähren und uns selbst und unsere wahren Bedürfnisse wieder spüren, verschwinden die Süchte wie von selbst. Wir sind dann in der Lage zu entscheiden, wann, was und wie wir essen wollen.

Umwelt, Gesellschaft und unsere Mitmenschen können wir nur bedingt ändern. Was wir jedoch ändern können, ist unsere Innenwelt, die Art und Weise, wie wir die Außenwelt sehen, wie wir uns in ihr fühlen, wie wir ihr gegenübertreten und welche Entscheidungen wir treffen. Und: Wann wir fasten und wann wir genießen wollen. Die Voraussetzung dafür ist, »Mahlzeiten für unsere Psyche« einzuplanen. Wir werden uns im Folgenden den Techniken der »Seelennahrung« widmen und den Werkzeugen, mit denen wir diesen neuen Lebensstil nachhaltig im Alltag etablieren.

INFOBOX Eine neue Sicht auf Sucht – Glück statt Abhängigkeit

Während Süchte im 19. Jahrhundert noch als Ausdruck von verkommener Moral und Willenlosigkeit gesehen wurden, ersetzten Hirnforschung beziehungsweise Sozial- und Verhaltenspsychologie das moralische Modell der Sucht durch das Krankheitsmodell. Demnach ist Sucht ein direktes Nebenprodukt der Aufnahme einer spezifischen chemischen Struktur, die im Organismus unweigerlich ein bestimmtes zwanghaftes Gebrauchsverhalten erzeugt. Diese Sicht auf Drogensucht basiert vor allem auf Versuchen mit Ratten. Die in sogenannten Skinner-Boxen eingesperrten Tiere hatten freien Zugang zu Heroin, Kokain, Morphinen und anderen harten Drogen – sie wurden süchtig, nahmen immer höhere Dosen, um durch die Dopaminausschüttung high zu werden. Letztendlich waren sie krank, viele starben an einer Überdosis.

Der Psychologie-Professor Bruce Alexander fragte sich in einer Forschungshypothese, ob man das Suchtverhalten ändern könne, wenn man die Ratten artgerecht leben ließe. Statt die hochsozialen Tiere in dreckigen, dunklen Käfigen in Einzelhaft zu halten, baute er mit seinen Mitarbeitern an der Simon Fraser University in Kanada den

»Rat Park« - ein richtiges Rattenparadies. Die Labortiere hatten dort nicht nur den 200-fachen Platz eines Standardlaborkäfigs, sie wurden auch in Gruppen gehalten, konnten nicht nur nach Lust und Laune fressen, sondern auch spielen, sich paaren und ihre Jungen in einer sauberen, hellen und geeigneten Umgebung aufziehen. Gleichzeitig hatten sie die Wahl zwischen sauberem Trinkwasser und mit Morphin versetztem Wasser. Während die in Einzelhaft gehaltene Kontrollgruppe die klassischen Suchtmuster zeigte, verweigerten die »Rat Park«-Tiere das Drogenwasser - und wenn sie es doch probierten, kam es nicht zu Überdosierungen.

Bruce Alexander schloss daraus, dass Sucht weniger ein chemisches Problem ist, sondern ein kulturelles und soziales. In seinem Buch »The Globalisation of Addiction« bringt er viele weitere Belege, die zeigen, dass wir uns weniger auf die Substanzen selbst konzentrieren sollten, sondern auf die Verbesserung der Lebensbedingungen, wenn wir uns von Süchten heilen wollen. Ähnlich wie Laborraten zeigen auch Menschen dann Suchtmuster, wenn sie nicht »artgerecht gehalten werden«, wenn sie sozial entwurzelt sind und sich gefangen fühlen. Glückliche, zufriedene Menschen »brauchen« offensichtlich keine Sucht.

Achtsamkeit und Meditation

Eines der wahrscheinlich effektivsten und vollwertigsten »Nahrungsmittel« für die Seele ist die Meditation. Sie kann uns kostenlos mit einem enormen Zuwachs an emotionaler Ausgeglichenheit, innerem Frieden und Glück versorgen – und sie kann auch unserem Körper wohltun.

Wie das Fasten sind Achtsamkeitstechniken und Meditation erst durch die wissenschaftlichen Studien der vergangenen Jahre zunehmend in den Fokus der Medizin gerückt. Eine achtsame Wahrnehmung, wie sie in der Meditation praktiziert wird, hat bei regelmäßiger Ausübung verblüffend positive Effekte auf Körper, Geist und Seele. Zwar leitet sich das Wort »Meditation« aus dem Lateinischen »meditatio« (»Nachdenken«) ab, tatsächlich geht es in der Meditation aber gerade darum, uns zumindest für kurze Zeit vom Nachdenken beziehungsweise von unseren Gedanken zu befreien.

Die Wissenschaft ist sich uneinig, wie viele Gedanken wir pro Tag im Durchschnitt denken – die Zahlen variieren zwischen dreißig- und hunderttausend. Gedanken produzieren Emotionen, diese Emotionen triggern neue Gedanken in die gleiche Richtung und bringen Gedanken- und Emotionsspiralen in Gang, die häufig emotionalen Stress erzeugen und Menschen mitunter in Angst und Depression treiben. Auch der bekannte Autor Eckhart Tolle zeigt sich in seinem Bestseller »Jetzt! – Die Kraft der Gegenwart« überzeugt davon, dass viel Unglück und Leid entstehen, wenn man alles für wahr hält, was einem durch den Kopf geht. Denn erst Gedanken, also eigene Interpretationen und selbst erfundene Geschichten würden unglücklich machen, nicht Situationen. Ziel der Meditation ist es deshalb, ausschließlich den gegenwärtigen Moment wahrzunehmen und dabei alle gedanklichen Interpretationen loszulassen. Achtsamkeit bedeutet in diesem Sinne die beabsichtigte Lenkung der Aufmerksamkeit auf das Hier und Jetzt – und zwar wohlwollend und wertungsfrei. Meditation ist gleichzusetzen mit dieser achtsamen Wahrnehmung der Wirklichkeit – ohne gedankliche Interpretation. Diese Befreiung aus der Identifikation mit unseren Gedanken erzeugt eine tiefe psychische Entspannung und innere Zufriedenheit, die sich in der Folge auch auf den Körper auswirkt.

Bereits nach acht Wochen täglicher Achtsamkeitspraxis kommt es zu positiven physiologischen Veränderungen im Gehirn. In einer wissenschaftlichen Studie, die die Konzentration von grauen Gehirnzellen in bestimmten Gehirnarealen untersuchte, wurde bei Meditierenden im Vergleich zur Kontrollgruppe eine Zunahme der grauen Gehirnsubstanz im Hippocampus festgestellt. Der Hippocampus ist sowohl für die Wahrnehmung von Emotionen als auch für die Gedächtniskonsolidierung zuständig. Krankheiten wie Alzheimer oder Depression gehen mit einer verringerten Menge an grauer Substanz in diesem Teil unseres Gehirns einher. Auch in der Amygdala, einem Gehirnareal, das für Furchtkonditionierung und Stresswahrnehmung zuständig ist, wurden bei den Meditierenden sehr positive Veränderungen festgestellt. Diese Untersuchungen unterstreichen die Ergebnisse zahlreicher vorangegangener Studien, die Meditation mit geringerem Stress-, Angst- und Schmerzempfinden, besserem Schlaf, besserer Konzentrationsfähigkeit und zahlreichen anderen positiven psychischen Effekten in Verbindung bringen. Regelmäßiges Achtsamkeitstraining stabilisiert darüber hinaus den Blutdruck, beugt Herz-Kreislauf-Erkrankungen vor, unterstützt das Immunsystem und schützt das Erbgut.

Im Zusammenhang mit der Implementierung des Intervallfastens im Alltag hilft Meditation nicht zuletzt, weil sich in der Praxis und in zahlreichen Studien gezeigt hat, dass Achtsamkeitsübungen das Suchtverhalten von Meditierenden signifikant verbessern. Nicht nur das Verlangen nach Alkohol, Zigaretten und anderen Drogen lässt sich durch Meditation verringern, sondern auch das Bedürfnis nach übermäßigem Essen. So hat sich Achtsamkeitstraining in Studien als Mittel gegen Übergewicht und suchthaftes Essverhalten erwiesen. Meditation gibt uns eine psychische Hilfestellung, um emotional bedingte Essimpulse erst gar nicht aufkommen zu lassen. Neben den zahlreichen anderen

Vorteilen ist die tägliche Meditation eine wunderbare Unterstützung, um das Intervallfasten mit Leichtigkeit und Freude im Alltag zu leben.

Meditationspraxis

Um Achtsamkeit zu trainieren und ganz im Hier und Jetzt zu bleiben, hilft uns ein Meditationsobjekt, auf das wir unsere Aufmerksamkeit fokussieren können. Sobald uns bewusst wird, dass wir in Gedanken abschweifen, kehren wir einfach wieder zu diesem Objekt zurück. Es ist unser Anker im gegenwärtigen Moment.

Als Meditationsobjekt bietet sich die klassische Atembeobachtung an, aber auch bestimmte Wortschwingungen, die im Sanskrit als Mantras (»manas« – »Geist«, »tram« – »schützen, befreien«) bezeichnet werden. Innere oder äußere Bilder eignen sich ebenso wie Klänge oder auch Körperwahrnehmungen. Wir können auch Sport meditativ betreiben: Bogenschießen etwa wird im Zen als Meditationstechnik hochgeschätzt. Gehmeditationen sind ebenfalls geeignet, auch Laufen, Golfspielen oder Klettern kann man im Sinne einer Meditation betreiben. Entscheidend ist jedoch nicht so sehr das Meditationsobjekt, sondern die Intensität der Achtsamkeit, die wir dafür entwickeln, und nicht zuletzt die Regelmäßigkeit, mit der wir unsere Achtsamkeit trainieren. Ähnlich wie unsere physischen Muskeln wächst auch der »Achtsamkeitsmuskel« nur, wenn wir ihn häufig benutzen.

Wer die Meditation im Alltag etabliert, wird zweifellos die, auch wissenschaftlich belegten, positiven Effekte des Achtsamkeitstrainings erleben und davon profitieren.

Übung: Sitzmeditation
»Atmen im Hier und Jetzt«

Die Atembeobachtung im Sitzen ist eine der populärsten Achtsamkeitstechniken, denn jeder beherrscht die notwendigen Grundlagen: Sitzen und Atmen.

Die Vorbereitung

Suchen Sie sich einen ruhigen Ort, an dem Sie für 20 bis 25 Minuten nicht gestört werden. Schalten Sie Ihr Telefon ab und informieren Sie Familienmitglieder oder Kollegen, dass Sie nicht gestört werden möchten. Sollten trotzdem irgendwelche Störungen auftreten, meditieren Sie einfach weiter und kehren Sie zur Atembeobachtung zurück. Auch Wartehallen oder Zugabteile sind wunderbare Meditationsorte, im Prinzip ist jeder Ort geeignet: Statt die Zeit mit Warten zu vergeuden, meditieren Sie. Um die Zeitdauer im Auge zu behalten, können Sie einen Meditationswecker benutzen, Ihr Handy (mit einem sehr sanften Weckton!) oder einfach eine Armbanduhr, auf die Sie bei Bedarf blicken.

Die Sitzhaltung

Ob Sie nun den Lotussitz beherrschen oder einfach auf einem Stuhl sitzen, ist für die Effektivität der Meditation nicht relevant. Es sind nur zwei Punkte entscheidend. Erstens: Sitzen Sie aufrecht. Zweitens: Sitzen Sie bequem. In der indischen Tradition wird die aufrechte Wirbelsäule empfohlen, da während der Meditation die sogenannte Kundalini-Energie aufsteigen soll, um uns Glück, Frieden und Erleuchtung zu bringen. Auch aus ganz pragmatischen Gründen ist die aufrechte Haltung wesentlich: Wir können eine wache, würdevolle und achtsame Geisteshaltung allein schon durch die Sitzhaltung zum Ausdruck bringen. Und für den Fall, dass wir einschlafen, werden wir durch die aufrechte Haltung und den einnickenden Kopf ganz automatisch wieder geweckt.

Wenn Sie den Lotussitz beherrschen, ermöglicht er Ihnen ein bequemes aufrechtes Sitzen, ohne sich anzulehnen. Sollten Sie in dieser Sitztechnik nicht geübt sein, nutzen Sie einen Stuhl mit ausreichend hoher Sitzfläche. Wenn die Hüften im Sitzen etwas höher liegen als die Knie und damit die Oberschenkel ganz leicht nach vorne abfallen, sitzen Sie richtig – mit aufrechter Wirbelsäule, ohne die Rückenmuskulatur zu sehr zu beanspruchen. Bei Bedarf können Sie den Unterrücken an der Sessellehne anlehnen.

Die Atembeobachtung

Der Atem begleitet Sie Ihr ganzes Leben, wortwörtlich vom ersten Atemzug bis zum letzten. Bei dieser Atemmeditation wenden Sie keine spezielle Atemtechnik an, sondern beobachten einfach den Atem so, wie er sich ausdrücken mag. Am Anfang wirkt er vielleicht verkrampft und kurzatmig, gerade weil Sie ihn beobachten – auch das darf sein.

Der Atem ist Ihr Anker im Hier und Jetzt. Wenn Sie die Aufmerksamkeit darauf richten, können Sie ihn jederzeit spüren. Lassen Sie ihn genau so, wie er ist. Ist er langsam, weich und fließend, ist das in Ordnung, ist er kurz, flach und gepresst, ebenso. Ihre Aufgabe ist es nicht, in den folgenden 20 Minuten »gut zu atmen«, sondern Ihren Atem gut zu beobachten – was auch immer er macht.

Sie bewerten Ihren Atem genauso wenig wie die Gedanken, die während dieser Meditation auftauchen. Im Gegensatz zum Alltag werden Sie diese Gedanken loslassen, weil Sie zu Ihrem Anker, dem Atem, zurückkehren.

Bleiben Sie mit allen Teilen der Ein- und Ausatmung in Kontakt, so wie auch ein Wellenreiter ständig mit der Welle in Kontakt bleibt. Spüren Sie auch den kurzen Moment der Atemstille zwischen Einatmen und Ausatmen. Die Atembewegung kann gut durch die Auf- und Abbewegung der Bauchdecke wahrgenommen werden, ebenso durch die Schleimhaut der Nasenlöcher beim Ein- und Ausströmen der Luft. Zu Beginn kann es hilfreich sein, die Hände auf die Bauchdecke zu legen und die Bewegung so besser zu spüren. Ansonsten können wir die Hände auch einfach ineinander auf die Oberschenkel legen.

Der Ablauf der Meditation

Schließen Sie die Augen und entspannen Sie bewusst den ganzen Körper, die Stirn, den Kiefer, die Schultern … Spüren Sie den Kontakt der Fußsohlen mit dem Boden und wie das Gesäß die Sitzfläche berührt. Atmen Sie einmal tief ein und aus und beginnen Sie jetzt mit der Atembeobachtung. Lassen Sie, wie oben beschrieben, den Atem frei fließen und halten Sie die Aufmerksamkeit in jedem Moment auf die Wahrnehmung des Atems gerichtet.

Sehr bald schon wird Ihnen vermutlich auffallen, dass Ihre Aufmerksamkeit nicht mehr beim Atem ist und dass Ihr Geist irgendeinen Gedanken spinnt, eine Erinnerung ausgräbt oder einen Plan wälzt. Das ist völlig normal. Spinnen Sie diese Gedanken aber nicht weiter, sobald Sie sich dessen bewusst werden, sondern kehren Sie im Gegensatz zum Alltag sofort wieder zu Ihrem Atem zurück. In der Meditation sind Sie davon befreit, Ihre

Gedanken ernst nehmen zu müssen. Im Buddhismus wird dieses gedankliche Rauschen, dieses Wirrwarr aus Gedanken, als »Affe« im Kopf bezeichnet. Andere sagen »verrückter Onkel« dazu, Eckhart Tolle bezeichnet es als »Geisteskrankheit«, weil wir all diese aus dem Unterbewusstsein auftauchenden Geschichten so ernst nehmen und uns damit identifizieren. Der rastlose, ständig kommentierende Geist legt im Alltag einen Schleier über unsere Wahrnehmung, der uns hindert, den Moment so wahrzunehmen, wie er gerade ist. In der Meditation lösen wir uns aus dieser gedanklichen Identifikation und können die Entspannung und das Glück spüren, die sich dahinter verbergen.

Die Gedanken schleichen sich immer wieder leise aus dem Unterbewusstsein ein und sind zunächst vorbewusst. Oft schichten sich drei, vier Lagen an Gedanken übereinander, bevor wir ihrer gewahr werden. In der Meditation lassen wir, sobald uns das bewusst wird, all diese Gedanken sofort ziehen und richten unsere Aufmerksamkeit wieder auf den Atem, auch wenn es hundert- oder zweihundertmal vorkommt – das macht zunächst keinen Unterschied. Immer wieder richten wir uns auf den Atem aus, unseren Anker im Hier und Jetzt. Nutzen Sie den Moment des Erkennens, um Ihre Aufmerksamkeit auf das Meditationsobjekt zu lenken, statt den Gedanken und Tagträumen nachzuhängen. Jedes einzelne Mal, wenn Sie das tun, wird Ihr Achtsamkeitsmuskel gestärkt.

Diese Übungen sind tatsächlich mit dem Muskeltraining im Fitnessstudio zu vergleichen: Nur die tägliche oftmalige Wiederholung stärkt den Muskel. Schon nach einigen Wochen ist er so stark, dass Sie ihn auch im Alltag spürbar nutzen können, um sich aus der Umklammerung des »Affen im Kopf« zu befreien. So werden auch all die emotionalen Verspannungen verschwinden, die damit einhergehen. Beenden Sie Ihre Meditation nach 20 Minuten und bleiben Sie noch ein paar Minuten mit geschlossenen Augen sitzen, um dann in den Alltag zurückzukehren. Ihr Verstand, Ihr Ego, wird sich zweifellos langweilen und mit allen Tricks versuchen, Sie am Meditieren zu hindern. Meditieren Sie einfach weiter. Falls der gewünschte Effekt auch nach einigen Wochen nicht eintritt, macht es mitunter Sinn, einen Achtsamkeitstrainer zu konsultieren oder einen weiterführenden Meditationskurs zu besuchen.

INFOBOX **Intervallfasten und Meditation: der ultimative Jungbrunnen-Effekt**

Die durch die Autophagie generierten Anti-Aging-Effekte des Intervallfastens haben wir bereits ausführlich beschrieben. Die tägliche Meditation unterstützt uns nicht nur psychisch beim konsequenten Intervallfasten, sondern generiert einen zusätzlichen, eigenständigen Jungbrunnen-Effekt. In einer 2010 veröffentlichten Studie konnte gezeigt werden, dass im Blut von Meditierenden um bis zu 30 Prozent mehr des Anti-Aging-Enzyms Telomerase gebildet werden als in der Kontrollgruppe.

Telomerase wird auch als »Unsterblichkeitsenzym« bezeichnet, weil es dem Alterungsprozess direkt entgegenwirkt. 2009 wurde der Medizin-Nobelpreis für die Erforschung dieses Prozesses verliehen. Zur Erklärung: Bei jeder Zellteilung wird die Gensequenz etwas kürzer, genauer gesagt die Endstücke der Gene, die sogenannten Telomere. Die Verkürzung der Telomere wird als Hauptursache für die Zellalterung gesehen. Glücklicherweise kann der Körper das Enzym Telomerase bilden, das der Verkürzung der Gene und somit der Alterung entgegenwirkt. Meditation hat den angenehmen Nebeneffekt, den Telomerasespiegel im Blut zu erhöhen und uns jünger zu erhalten. Die Kombination aus Intervallfasten und Meditation potenziert somit den Jungbrunnen-Effekt.

ERFAHRUNGSBOX P. A. Straubinger: Meine persönliche Meditationserfahrung

Nachdem ich Mitte der 1990er-Jahre meine ersten Versuche mit Meditation gemacht hatte, brauchte es viele Jahre, bis ich ihren Effekt wirklich erfahren konnte. Der Hauptgrund dafür war vermutlich, dass ich zu »verkopft« war: Ich hatte so viel über das Meditieren gelesen und war mit so vielen Ansprüchen an die Sache herangegangen. All diese intellektuellen Konzepte und Gedanken hinderten mich aber in Wahrheit, und ich fragte mich ständig: »Meditiere ich richtig? Ist das, was ich mache, in Ordnung oder nicht?« Ein guter Meditationslehrer hat mir schließlich geholfen, als er mir Sätze wie »Jede Meditation ist gleich gut«, »Es ist immer besser zu meditieren, als nicht zu meditieren« mit auf den Weg gab. Jedes Mal, wenn ich ihn fragte, ob das, was ich tat, gut sei oder nicht, hieß seine Antwort: »Es ist gut. Meditiere weiter.«

Ich erkannte: Das einzig Entscheidende ist, dass wir täglich meditieren – mit der Intention, unseren Geist für einen bestimmten Zeitraum ganz auf unseren Meditationsanker zu richten. Es funktioniert tatsächlich wie beim Krafttraining: Mach es, und der Rest passiert von alleine. Wir dürfen endlich die Kontrolle abgeben, wir dürfen zweimal täglich Urlaub von unseren Gedanken machen. Meditation ist Belohnung, nicht Pflicht – genau dieser befreiende Blick motiviert uns zum regelmäßigen Meditieren. Denn gerade die regelmäßige Übung ist eine Voraussetzung fürs Gelingen, der Effekt der Meditation erschließt sich erst durch die Routine. Seit April 2000 meditiere ich täglich zweimal 40 Minuten. Ich habe in all den Jahren keine einzige Meditation ausgelassen – nicht weil ich so diszipliniert bin, sondern weil ich weiß, wie gut mir das tut und dass eine Diskussion mit dem »inneren Schweinehund« sinnlos wäre. Oft werde ich gefragt, wie man so viel Zeit aufbringen kann. Nun, ich stehe morgens einfach früher auf beziehungsweise »spare« abends beim Fernsehen und verbringe weniger Zeit mit Social Media. Meine tägliche Meditation ist unverhandelbar, und ich kann jedem nur raten: Denken Sie nicht nach, ob und wie lange Sie heute meditieren sollen, sondern etablieren Sie eine unverhandelbare tägliche Routine, über die Sie nicht nachdenken. Der Lohn dafür wird sich zweifellos einstellen. Ich habe zum Beispiel - neben vielen anderen Dingen - eine ständig abrufbare Verbindung zu einem Bereich in mir gefunden, der immer friedlich, glücklich und entspannt ist. Der Gründer der Google-Meditationsakademie »Search Inside Yourself« Chade-Meng Tan nennt diesen Zustand »calm and clear on demand« - »ruhig und klar auf Abruf«. Es ist ein Zustand, den ich nie wieder missen möchte.

SO GELINGT DER JUNGBRUNNEN-WEG
MIT LEICHTIGKEIT

Wie funktioniert es, wenig konstruktive oder gar schädliche Verhaltensweisen einfach zu ändern? Und wie gelingt es, Intervallfasten, gesunde Ernährung und Meditation als neue Routinen in den Jungbrunnen-Alltag zu integrieren und so zur täglichen Kraftquelle werden zu lassen?

Wir sind der Motor unserer Entwicklung

Die wichtigsten Werkzeuge auf dem Weg zu einem gesundheitsbewussten und kraftvollen Selbst sind unsere eigenen Gedanken und Handlungen. Nur wir selbst können der Motor unserer persönlichen Veränderung und Entwicklung sein. Dabei sind wir nicht nur für das, was wir tun, verantwortlich, sondern auch für das, was wir nicht tun. Unser zukünftiges Selbst ist die Summe der Handlungen unseres gegenwärtigen Ichs. Unsere Gedanken haben entscheidenden Einfluss darauf, welche Handlungen wir setzen, in welcher Intensität und Nachhaltigkeit wir dies tun und wie wir mit Rückschlägen umgehen.

Ob du glaubst, du schaffst es, oder nicht - du wirst immer recht haben.

Wie wir auf uns selbst blicken, hat weitreichende Auswirkungen auf unsere Lebensgestaltung. Spitzensportler, Klaviervirtuosen, Topmanager – üblicherweise denken wir, dass ausschließlich die außergewöhnlichen Begabungen dieser Menschen zu ihren besonderen Erfolgen führen. Dieser Glaube ist nicht nur falsch, er hindert uns auch an unserer persönlichen Entwicklung. Die psychologische Forschung hat längst bewiesen: Entscheidend für die

Entwicklung eines Menschen ist nicht sein Talent, sondern die Art, über sich selbst zu denken, Ziele zu formulieren und Routinen zu etablieren.

Die Psychologin und Universitätsprofessorin Carol Dweck belegt, dass ein sogenanntes dynamisches Selbstbild dazu beiträgt, dass Menschen neue Erfahrungen als spannend und freudvoll erleben, Herausforderungen suchen und Grenzen überwinden wollen. Wenn man aus Fehlern lernt und davon ausgeht, dass Anstrengung und Einsatz zu verbesserten Fähigkeiten führen, bleibt man konsequent bei einer Sache – und hat dadurch langfristig Erfolg.

Unsere Art zu denken ist also ein entscheidendes Erfolgsgeheimnis für den Jungbrunnen-Weg. Grundhaltungen wie »Ich bleibe dran«, »Viele kleine Schritte führen zum Erfolg« und »Fehler zeigen mir, wo es noch mehr Einsatz braucht« helfen, Intervallfasten und Meditation einfach und nachhaltig ins Leben zu integrieren.

Menschen, die regelmäßig auf Positives fokussieren, sind erfolgreicher und haben – wie Psychologe und Glücksforscher Martin Seligman in seiner Wellbeing-Theorie zeigt – eine höhere Lebenszufriedenheit als Menschen, die dies nicht tun. Wenn wir davon ausgehen, dass Intervallfasten und Meditation einfach gelingen, werden wir – bewusst und unbewusst – dazu beitragen, dass genau diese Vorannahme bestätigt wird. Der Effekt der Sich-selbst-erfüllenden-Prophezeiung, den die US-amerikanischen Psychologen Rosenthal und Jacobson eindrücklich nachgewiesen haben, zeigt dann seine Wirkung.

Umsetzungstipps

- Stellen Sie sich vor, wie Sie sein werden und was sich in Ihrem Leben geändert haben wird, wenn Sie Intervallfasten und Meditation bereits zu Ihrer täglichen Routine gemacht haben.

- Notieren Sie die wichtigsten positiv verstärkenden Sätze, die Sie auf dem Jungbrunnen-Weg begleiten sollen.
- Haben Sie Freude am Lernen und genießen Sie jeden Schritt auf dem Weg zur gesunden Ernährung, zum Intervallfasten-Ziel und zur Meditations-Meisterschaft.
- Konzentrieren Sie sich darauf, was Ihnen gut gelingt, und freuen Sie sich an Ihren Erfolgen. Vor allem an den kleinen.
- Vertrauen Sie sich selbst und sagen Sie sich »Ich mache das«. Jeden Tag.

Ziele setzen und erreichen

Warum sind manche Menschen erfolgreicher als andere? Und weshalb wirkt der Erfolg bei manchen so spielerisch? Neben der Art, wie wir über uns selbst denken, sind es die konkreten Ziele, die wir uns setzen, und unsere Routinen, die unser tägliches Verhalten steuern.

Es sind nicht die Begabungen und wundersamen Talente, die uns Menschen erfolgreich machen, sondern diese drei Faktoren: unsere Gedankenwelt, die Ziele, die wir anstreben, und unsere gelebten Verhaltensweisen.

Die Kunst besteht darin, ein attraktives Ziel, zum Beispiel innere Ausgeglichenheit und Balance, zu formulieren und im Auge zu behalten. Sobald das Ziel anziehend genug ist, wirkt es wie ein Magnet. Dann braucht es noch die passenden Routinen, die – durch ihren »automatischen« Ablauf – scheinbar wie von selbst zum Erfolg führen.

Nur attraktive Ziele wollen erreicht werden

Konkrete Ziele helfen uns, ein klares Bild davon zu zeichnen, was wir erreichen wollen. Erst wenn ein Ziel positiv aufgeladen, attraktiv und anziehend ist, kann es seine Sogwirkung entfalten. Dies gilt auch für Intervallfasten, gesunde Ernährung und Meditation: Zuerst braucht es Begeisterung für das, was erreicht werden will. Erst dadurch entsteht die Energie, eine neue Routine zu entwickeln, die wiederum den langfristigen Umsetzungserfolg garantiert.

Ziele, auf den Punkt gebracht

Je genauer wir beschreiben, was wir erreichen wollen, umso leichter können wir es anstreben. Erst wenn ein Ziel konkret definiert und vorstellbar ist, kann es Zugkraft bekommen. Damit unterscheidet es sich von guten Vorsätzen, Wünschen und vagen Zukunftsideen.

Vage formulierter Zukunftswunsch	Konkrete Zielformulierung
Ich werde mit dem Meditieren beginnen.	Ab morgen meditiere ich täglich zwanzig Minuten. Unmittelbar nach dem Zähneputzen gehe ich auf die Terrasse und setze mich auf meinen vorbereiteten Meditationsplatz.
Ich sollte weniger essen.	Heute faste ich ab 19 Uhr. Ich nehme um 18 Uhr meine letzte Mahlzeit ein (Gemüserisotto mit Hühnerstreifen) und beginne daher um 17:15 Uhr zu kochen.
Bewegung wäre mal wieder gut.	Ich mache mittwochs, freitags und sonntags vor dem Frühstück 30 Minuten Yoga. Dafür stelle ich am Vorabend den Wecker auf halb sieben und lege meine Sportsachen direkt neben das Bett.

Formulieren Sie also Ihre Ziele für Intervallfasten, gesunde Ernährung und Meditation attraktiv und punktgenau: Was konkret werden Sie tun? Wann genau? Mit wem? Wo? Je exakter Sie Ihre Fragen beantworten, umso höher ist die Wahrscheinlichkeit, dass Sie mit Leichtigkeit dorthin kommen, wo Sie sein wollen.

Um die Attraktivität Ihres Zieles noch weiter zu steigern, lohnt es sich auch, einen realistischen Blick in die Zukunft zu werfen. Was passiert, wenn Sie nach der Lektüre dieses Buches nichts verändern und im Status quo verharren? Oder andersherum: Welche Auswirkungen wird es haben, wenn Sie Intervallfasten, gesunde Ernährung und Meditation zur täglichen Praxis machen?

Was wird eintreten, wenn …

	… ich Meditation und Intervallfasten zu einem fixen Bestandteil meines Lebens mache?	… ich auf Intervallfasten und Meditation verzichte (und meine derzeitigen Gewohnheiten beibehalte)?
Positives		
Negatives		

Der Zaubertrank
zum Erfolg: Routinen

Sie kennen die Sequenz, in der Asterix sein Fläschchen Zaubertrank trinkt? Kaum ist die Flasche leer, stehen ihm plötzlich all die Kräfte zur Verfügung, die er für seinen Erfolg benötigt. Und das ganz automatisch. Wie schön wäre das Leben, wenn es so einfach wäre ...

Interessanterweise haben wir Menschen einen solchen Zaubertrank. Doch nur die wenigsten nutzen ihn in der Intensität, in der es möglich wäre. Der Zaubertrank, der unser Leben verändern kann, das sind unsere Routinen.

Routinen laufen – einmal gelernt und etabliert – automatisch ab. Und genau darin liegt auch ihre kraftvoll-magische Wirkung begründet. Der Automatismus trägt dazu bei, dass wir sind, wer wir sind: Wenn wir täglich gesundheitsfördernde, verjüngende, kraftspendende Routinen ausführen, werden wir im Lauf der Jahre unserem kraftvollen, zufriedenen Ich im Spiegel begegnen. Wenn wir regelmäßig Raubbau betreiben und hauptsächlich der innere Schweinehund das Regiment führt, werden wir ebenso die Rechnung dafür erhalten.

Sobald wir eine hilfreiche, erfolgsfördernde Routine erlernt und automatisiert haben, wirkt sie wie ein Zaubertrank, der uns vor Gefahren schützt und uns hilft zu bekommen, was wir wollen – wenn auch nicht von einer Sekunde auf die andere wie bei Asterix. Aber im Lauf der Wochen, Monate und Jahre sind unsere Routinen der stete Tropfen, der den Stein unseres Lebens formt.

Kleine Änderung - große Wirkung

Gregor, Manager eines Produktionsbetriebes, hatte im Coaching-Erstgespräch den Wunsch nach mehr Fokus und Konzentrationsstärke geäußert. Bei der Situationsanalyse zeigte er sich überzeugt davon, dass sein Alltag mehr als gefüllt war und zusätzliche, konzentrationsfördernde Routinen wie Sport oder Meditation neben Job und Familie nicht möglich seien.

Dennoch stimmte Gregor zu, seine Tagesroutinen zu analysieren, um daraus abgeleitet neue Verhaltensweisen zu entwickeln. Eine wesentliche Routine war schnell identifiziert. Gregors Start in den Tag lief folgendermaßen ab: Smartphone-Wecker ausstellen, E-Mails, Facebook und Instagram checken und bei dieser Gelegenheit schnell ein paar Mails beantworten, danach die wichtigsten News für den Tag lesen. Manchmal war die Versuchung groß genug, und Gregor konsumierte auch ein paar spannende Sportszenen auf YouTube - oft zulasten des gemeinsamen Frühstücks mit der Familie. Die erste Stunde des Tages war rasch um, und an konzentrations- und gesundheitsfördernde Praktiken wie Meditation oder Sport war nicht zu denken. Obwohl Gregor bereits einige Mails abgearbeitet hatte, ging er meist mit dem Gefühl aus dem Haus, die vielen Aufgaben des Tages kaum bewältigen zu können.

Auf Basis dieser Ist-Analyse veränderte Gregor dann seine Morgenroutine, die nun - ein halbes Jahr später - so aussieht: Der mechanische Wecker läutet um sechs Uhr, und das ist der Startschuss für den neuen Handlungsablauf »Zähneputzen, auf die Terrasse gehen, auf dem vorbereiteten Meditationsstuhl Platz nehmen und 20 Minuten meditieren« (zu Beginn waren es täglich fünf Minuten). Nach der Meditation ist Gregor sehr fokussiert und präsent. In diesem Zustand konzentriert er sich auf sein wichtigstes Tagesziel und hält es in seinem »Personal Book« fest, das Niederschreiben dauert eine knappe Minute. Dieses Ritual möchte sich Gregor nicht mehr nehmen lassen. Er weiß, dass der Fokus auf sein wichtigstes Tagesziel und der Akt des Niederschreibens Dinge konkretisieren und er dadurch effizienter, zielorientierter und fokussierter geworden ist.

Letztendlich war Gregor überrascht, wie einfach er die beiden Rituale Meditation und Ziel-Fokussierung in sein Leben integrieren konnte. In weiterer Folge gelang es ihm auch noch, eine 30-minütige Sporteinheit (abwechselnd Laufen und Yoga) zur täglichen Routine zu machen. Heute verlässt Gregor nach Meditation, Zielfokussierung und Sporteinheit das Haus um acht Uhr. Auf das Frühstück verzichtet er dank des Intervallfastens, aber er genießt eine Tasse Tee mit seiner Familie. Mittlerweile ist er überzeugt davon, dass es früh genug ist, wenn er seine Social-Media-Kanäle um halb neun aktiviert und ab diesem Zeitpunkt per E-Mail erreichbar ist.

Wie ist ihm das gelungen? Zu Beginn investierte Gregor zwei Coaching-Einheiten, um sein Entwicklungsziel und seine Routinen klar herauszuarbeiten. Den Auslöser, in seinem Fall den Smartphone-Wecker, ersetzte er durch einen mechanischen Wecker - und durch diese in Wahrheit simple Änderung wurde eine völlig andere Handlungskette ausgelöst. Zusätzlich ergänzte Gregor seine Morgenroutine um die - zu Beginn nur wenige Minuten dauernde - Meditationseinheit und ersetzte die Social-Media-Aktivität durch die Sporteinheit.

INFOBOX Was ist eine Routine?

Eine Routine ist eines von vier Elementen, aus denen Gewohnheiten bestehen:

1. dem Auslöser zu Beginn,
2. der Belohnung am Ende,
3. dem Handlungsstrang zwischen Auslöser und Belohnung (das ist die Routine) und
4. dem Verlangen nach der Belohnung, das dafür sorgt, dass wir eine Routine immer wieder durchführen, egal ob sinnvoll oder schädlich für uns ist.

Die besten Wege, um neue Routinen zu entwickeln
Häufig versuchen wir Menschen, schlechte Gewohnheiten aus unserem Leben zu verbannen. »Ich muss weniger Süßes essen« oder »Ich muss aufhören zu rauchen« sind klassische Beispiele dafür. Allerdings können Routinen nicht einfach gestrichen werden, selbst wenn wir wissen, dass eine Verhaltensweise schädlich für uns ist, und sogar sinnvolle Alternativangebote vorhanden sind (siehe Infobox »Wie entstehen Routinen«). Der ungeliebte Automatismus wirkt wie ein Magnet, das Verlangen nach der erwarteten Belohnung lässt uns unausweichlich »dranbleiben«. Erfreulicherweise gibt es Wege, die uns unterstützen, wenn wir uns von wenig hilfreichen Gewohnheiten verabschieden und neue, für unser Leben förderliche Routinen etablieren wollen: Aktiv entwickelte, selbstgesteuerte Routinen sind der Schlüssel, um unsere Zukunft nach unseren Vorstellungen zu bauen.

Wie können wir neue Routinen entwickeln?
Charles Duhiggs »Goldene Regel der Verhaltensänderung« besagt, dass eine schlechte Gewohnheit nie gelöscht, wohl aber verändert werden kann. Daher setzt eine wirksame Verhaltensänderung an einer bereits bestehenden Gewohnheit an. In der Coachingpraxis wird diese in die Bestandteile Auslöser, Routine und Belohnung zerlegt. So können der richtige Ansatzpunkt für das Einüben einer neuen Gewohnheit gefunden sowie ein passender Umsetzungsplan entwickelt werden.

Die Entwicklung von Routinen kann dann auf zwei Wegen erfolgen:
1. Der Auslöser der Gewohnheit wird verändert
2. Die Routine selbst wird modifiziert, erweitert oder ergänzt

WEG 1: Den Auslöser einer Gewohnheit ändern

Steht man an einem Startpunkt, der ein bestimmtes Verhalten auslöst, so ist das – wie bei einer Weggabelung – ein geeigneter Moment, um die richtige Richtung einzuschlagen. Allerdings passieren wir diese Startpunkte überwiegend unbewusst und erkennen sie nicht als Auslöser. Deshalb ist es nötig, sie ins Bewusstsein zu holen und aktiv zu gestalten.

Wie Gregors Smartphone-Wecker kann der Auslöser einer unliebsamen Gewohnheit, sobald er erkannt ist, einfach verändert und so mit beeindruckenden Ergebnissen als Startschuss für eine neue Routine genutzt werden.

Der Autor und Unternehmer James Clear beschreibt fünf Verhaltensauslöser, die zur Entwicklung neuer Routinen geeignet sind:

Zeitpunkte

Ein Verhalten wird immer zu einer bestimmten Uhr- oder Tageszeit gezeigt: Zähne putzen, zur Arbeit gehen, das Mittag- oder Abendessen einnehmen, Eis essen im Sommer, das Gläschen Wein nach Feierabend trinken …

Zeitpunkte lassen sich besonders gut für eine Verhaltensänderung nutzen, da Termine für die neue Routine verbindlich vereinbart werden können: durch den Fasten-Eintrag im Kalender, die Fixierung eines Termins beim Sportcoach, den Meditationswecker, der jeden Morgen um sieben Uhr läutet.

Orte

Ein Verhalten findet an einem bestimmten Ort statt und ist für uns mit diesem verbunden: das Popcorn-Essen im Kino, der Tortengenuss im Kaffeehaus, das Social-Media-Surfen in öffentlichen Verkehrsmitteln, das Stillwerden und Andachthalten in der Kirche.

Um diese Routinen zu ändern, können wir ...

- ... Orte, die ein schlechtes Verhalten auslösen, meiden – zum Beispiel Kinokarten online kaufen, um damit die Kinokasse (und das Popcorn) zu umgehen. Es ist viel leichter, mit der bereits gekauften Karte schnurstracks in den Kinosaal zu marschieren, als minutenlang an der Kasse im Popcornduft, der uns dort nicht zufällig in die Nase steigt, zu warten.

- ... alternative Orte aufsuchen, zum Beispiel direkt nach der Arbeit ins Fitnesscenter gehen statt nach Hause auf die Couch. Oder mit der besten Freundin zu einem gemeinsamen Spaziergang in der Natur aufbrechen, statt in die Konditorei zu gehen. Manchmal ist da natürlich eine gewisse Planung erforderlich: Wer seine Fitnesstasche schon am Vorabend packt und ins Büro mitnimmt, erleichtert sich den Weg ins Gym. Und der persönliche Platz zum Meditieren, der bereits am Abend zuvor hergerichtet wurde, ist so unwiderstehlich attraktiv, dass er eine magische Anziehungskraft entwickelt.

Menschen

Das persönliche Umfeld kann Auslöser einer Verhaltensweise sein. Wie unterschiedlich die langfristige Wirkung eines Sportsfreunds und eines Saufkumpels ist, brauchen wir wahrscheinlich nicht zu beschreiben. Eine der einfachsten Möglichkeiten, neue Verhaltensweisen zu lernen, ist, sich mit Menschen zu umgeben, die bereits die gewünschte Verhaltensweise anwenden. Treten Sie einer Interessensgruppe bei, bevorzugen Sie Freunde mit einem ähnlichen Lebensstil oder besuchen Sie einfach ein Meditationsseminar.

Einzelereignisse, die Verhaltensketten auslösen

Smartphones sind das beste Beispiel dafür: »Bing!«, eine neue Nachricht – und schon läuft die Verhaltenskette automatisch ab: Weitere Icons springen ins Auge, Facebook, WhatsApp, Instagram, Snapchat, Duolingo … Alles wird durchgeklickt, und schon sind ein bis zwei Stunden vorbei, in denen wir auch anderes hätten tun können oder sollen (wir wollen hier übrigens kein Plädoyer gegen Smartphones halten, empfehlen allerdings eine bewusste Nutzung der jeweiligen Kanäle anstelle des häufig vorkommenden planlosen Herumsurfens).

Emotionen

Auch Gefühle können ein Verhalten auslösen. Das passiert zum Beispiel, wenn wir aus Langeweile shoppen oder auf Social-Media-Plattformen surfen, weil wir uns einsam fühlen. Sobald man diese Emotionen erkennt, kann mittels Energiemanagement vorgebeugt werden. Eine wirksame Technik ist die Meditationspraxis.

WEG 2: Routinen modifizieren, erweitern oder ergänzen

Die zweite Möglichkeit, Gewohnheiten zu verändern, besteht darin, die Routine selbst zu optimieren. Dabei wird die Verhaltenskette erweitert beziehungsweise ergänzt. Eine neue Verhaltensweise wird einfach in einen bereits automatisch ablaufenden Handlungsstrang integriert. Der Auslöser wird – im Gegensatz zur ersten Methode – beibehalten. So kann zum Beispiel die bestehende Routine »Aufstehen – Zähne putzen – Duschen – Frühstücken« um die Sequenz Meditation erweitert werden. Das Zähneputzen wird dadurch auch zum Auslöser fürs tägliche Meditieren.

Wie lange dauert es, eine neue Verhaltensweise zu verankern? Wann wird sie zur Routine? Oder praktisch gefragt: Ab wann passiert ein Verhalten automatisch, sodass ich mich darauf verlassen kann und mich nicht mehr aktiv darum kümmern muss?

Eine Routine entsteht nicht aus einer einzelnen Handlung, sondern aus der Wiederholung der immer gleichen Aktivität. Um diese zu automatisieren, sollte sie eine Zeit lang bewusst wiederholt werden. Bezüglich der notwendigen Zeitdauer gibt es unterschiedliche Empfehlungen. Allgemein gilt, dass einfache Routinen bereits nach 21 Tagen automatisiert werden können. Studien der Psychologin Phillippa Lally zeigen eine Automatisierungsbreite von 18 bis 254 Tagen und belegen 84 Tage als verlässlichen Zeitraum. In jedem Fall sollte das neue Verhalten so unwiderstehlich einfach gestaltet werden, dass es fast unmöglich wird, es nicht zu tun.

Gewünschtes Verhalten wird also zuerst in möglichst einfacher Form zur Gewohnheit gemacht, erst danach werden Schwierigkeitsgrad und Intensität gesteigert. Täglich 20 Minuten zu meditieren wird beispielsweise am leichtesten zur Routine, wenn man dieser Beschäftigung von Beginn an täglich Raum gibt. Wählen Sie gegebenenfalls kürzere Zeiteinheiten, falls die angestrebten 20 Minuten nicht vom ersten Tag an möglich sind. Sobald das Muster gelernt ist, müssen Sie über die tägliche Meditation nicht mehr nachdenken und sich auch nicht aktiv darum bemühen. Nun können Sie, wenn Sie mit kleineren Einheiten begonnen haben, die zeitliche Intensität steigern. Nach 21 Tagen mit beispielsweise je fünf Minuten Meditation kann in den Folgewochen weiter »ausgebaut« werden: auf zehn Minuten Meditation in der vierten Woche, zwölf Minuten in der fünften ... bis die angestrebten 20 Minuten erreicht sind.

Natürlich gilt es, besonders achtsam zu sein und keine Einheit auszulassen – bei anfänglich nur wenigen Minuten täglicher Meditationspraxis sollte dies auch leicht gelingen. Sobald das Verhalten etabliert ist, können Sie sich darauf verlassen. Der Zehn-Wochen-Jungbrunnen-Plan in diesem Buch ist ein perfektes Beispiel für dieses schrittweise Vorgehen. In den ersten Wochen gibt es ausschließlich sehr kurze, nur wenige Minuten dauernde Meditationseinheiten. Erst nach den magischen 21 Tagen werden die Meditationseinheiten gesteigert.

Ein konsequentes Durchhalten verhindert Misserfolge: Wenn Sie einen Tag nicht dabeibleiben, reduziert sich die Chance auf einen Langzeiterfolg um etwa fünf Prozent – bei zwei Tagen steigt der Prozentsatz bereits auf etwa 40, so der Autor und Personal Coach Tynan. Ist eine Unterbrechung wirklich notwendig, machen Sie sie ganz bewusst und tragen Sie gleich einen Restart-Termin in Ihren Kalender ein. Faustregel dabei ist: Wenn Sie ein neues Verhalten einmal nicht »ausführen« können, machen Sie es am nächsten Tag zur Top-Priorität, auch wenn Sie nur kurz Zeit oder nicht die volle Energie dafür haben – es ist wichtig, es am nächsten Tag jedenfalls auszuführen.

INFOBOX Wie entstehen Routinen?

Der amerikanische Journalist und Pulitzer-Preisträger Charles Duhigg zeigt Entstehung und Funktionsweise von Gewohnheiten in seiner Abhandlung »The Power of Habit« und bezieht sich dabei auf mehrere Hundert Studien zur Bildung von Gewohnheiten und der Dynamik von Verhaltensänderung.

So untersuchten Wissenschaftler am Massachusetts Institute of Technology (MIT), wie sich die Hirnaktivität von Ratten beim Ausbilden einer neuen Gewohnheit entwickelt und festigt: In einem Labyrinth wurde duftende Schokolade deponiert, dann ermöglichte man einem Versuchstier den Zugang zu diesem Labyrinth: Die Ratte schnupperte und suchte so lange nach der Delikatesse, bis sie diese gefunden hatte. Bei jeder Wiederholung der Sequenz wurden die Hirnströme der Tiere gemessen. Während der ersten Durchgänge waren die Rattenhirne ständig mit dem Suchprozess und der Verarbeitung der neuen Informationen beschäftigt, ihre Hirnströme zeigten durchgehend hohe Ausschläge. Aber schon nach einigen Erfolgen wussten die Tiere, wo die Schokolade, die immer an der gleichen Stelle positioniert war, zu finden ist. Die Hirnströme änderten sich: Während die Ratten von der Tür zur Schokolade liefen, arbeitete das Gehirn im Energiesparmodus, Aktivitätsspitzen gab es nur noch beim Auslöser (Tür wird geöffnet) und bei der Belohnung. Sobald die Ratten also gelernt hatten, verringerte sich die mentale Aktivität: Sie mussten nicht mehr aktiv denken, um den Weg zur Schokolade zu finden. Eine neue Routine war entstanden. Wiederholte man die Routine »Tür wird geöffnet – im Labyrinth wartet die Schokolade« häufig, passierte der nächste, für unser Verständnis entscheidende Lernschritt: Die Hirnaktivität, die zuvor bei der Belohnung (Schokolade) eingetreten war, verschob sich und wurde mit dem Auslöser (Tür öffnen) gekoppelt. Das Gefühl, das die Tiere davor nur bei der Belohnung empfunden hatten, war dann bereits beim Öffnen der Tür aktiv.

Das ist der Grund, weshalb Routinen so stabil sind: Wir empfinden bereits beim Auslöser der Routine das Gefühl, belohnt zu werden.

In weiteren Experimenten, die der Neurowissenschaftler Wolfram Schultz an der University of Cambridge durchführte, wurden Makaken trainiert, eine neue Routine zu erlernen. Die Affen mussten einen Hebel drücken, sobald bestimmte Muster auf einem Bildschirm sichtbar wurden, und erhielten dann eine Belohnung: Der Auslöser (bunte Muster) führte zur Handlung (Hebel drücken), worauf eine Belohnung (süßer Saft) folgte. Auch hier antizipierte das Affenhirn im Lauf der Zeit die Belohnung. Wenn nun den Affen nach Ausbildung der Routine die Belohnung vorenthalten wurde, zeigten sie ein starkes Verlangen danach – und Ärger. Diese Gefühle nahmen die Affen so sehr in Anspruch, dass sie nicht in der Lage waren, die mittlerweile sinnlos gewordene Routine zu ändern, obwohl es sogar sehr attraktive Alternativangebote gab: ein leckeres Essen und die Möglichkeit, mit Artgenossen im Freien zu spielen. Erschütternderweise saßen die

Tiere weiterhin wie hypnotisiert an ihren Computern und drückten wie besessen erfolglos den »Saft-Hebel«.

Sowohl bei den Ratten- wie auch bei den Affenexperimenten reduzierte sich die Hirnaktivität bei ausgebildeter Routine und brachte hohe Ausschläge nur noch beim Auftreten des Auslösers und bei der Belohnung. Die Messungen bei den Makaken zeigten jedoch auch: Wenn wir eine erwartete Belohnung nicht erhalten, empfinden wir ein starkes Verlangen danach und führen die Routine immer wieder aus – selbst wenn sie keinen Nutzen mehr für uns hat. Der Auslöser einer Routine ist damit der zentrale Schlüssel bei der Veränderung bestehender Gewohnheiten.

INFOBOX **Sind Routinen wirklich so wichtig?**

Routinen sind wiederkehrende Handlungen, für die wir uns in der Vergangenheit bewusst entschieden oder die sich irgendwann in unser Leben geschlichen haben. Sie laufen – einmal gelernt – von selbst und ohne weiteres Zutun automatisch ab. Wir müssen dafür weder denken noch aktiv Entscheidungen treffen.

Die Dimensionen dieser Automatismen sind überraschend groß: William James, Begründer der amerikanischen Psychologie, bezeichnet das Leben als »Mass of habits«, und nach einer Studie der Duke University in North Carolina sind mehr als 40 Prozent unserer Handlungen keine aktiven Entscheidungen, sondern reine Gewohnheiten. Eine unglaubliche Dichte an Entscheidungen wird permanent von unserem geistigen Autopiloten getroffen.

Auf der einen Seite helfen uns diese tief verankerten Gewohnheiten. Routinen machen uns effizienter und bringen viel Gutes in unser Leben: das Zähneputzen als Vorbeugung gegen Karies, den regelmäßigen Sport zum Erhalt unserer Gesundheit. Stellen Sie sich vor, Sie müssten über jede einzelne Handlung, die Sie setzen, nachdenken und aktiv entscheiden. Es ist schon sinnvoll, dass Sie nicht jedes Mal, wenn Sie ein Stück Seife in die Hand nehmen, nachdenken müssen, ob der Vorteil der Bakterienbekämpfung den Nachteil der Reduktion des Säureschutzmantels der Haut aufwiegt. Dank unserer Routinen können wir einfach zur Seife greifen und uns dann über unsere sauberen Hände freuen. Routinen helfen, gute Verhaltensweisen automatisch und ohne aktive Willenskraft auszuführen.

Auf der anderen Seite haben Routinen auch ein negatives Potenzial. Das tägliche Betthupferl, das Gläschen Wein nach der Arbeit, das ständige Fernsehen nach dem Abendessen - auch diese Routinen laufen automatisch ab, passieren uns scheinbar und erweisen sich, selbst wenn wir versuchen, sie zu ändern, als ausgesprochen stabil.

Auf Dauer führen sie mit einer hohen Wahrscheinlichkeit zu unerwünschten Ergebnissen wie Gewichtszunahme, mangelnde Fitness oder gar Krankheit.

Vieles von dem, was wir sind - glücklich, fit, erfolgreich oder das Gegenteil davon -, ist also unseren Gewohnheiten geschuldet. In diesem Sinne sollten wir es auch nicht dem Zufall überlassen, ob unsere Gewohnheiten förderlich oder hinderlich für unsere Ziele sind. Es ist vielmehr klug und weitblickend, unsere Handlungsautomatismen bewusst in eine Richtung zu lenken und dabei ein kraftvolles, aktives und gesundheitsbewusstes Ich im Fokus zu haben.

Den inneren Schweinehund zum Freund machen

Positives Ziel als strahlender Leitstern und einfache Routinen leiten uns auf unserem Jungbrunnen-Weg. Ein gesundheitsbewusstes, schlankeres und kraftvolleres Selbst der Zukunft schaffen wir durch unsere Handlungen im Jetzt und auf dem Weg dorthin.

Auf diesem Weg sind wir laufend konkurrierenden Kräften in unserem Inneren ausgesetzt, die uns fordern und um unsere Aufmerksamkeit kämpfen: den berühmt-berüchtigten zwei Seelen, die in unserer Brust wohnen. Ein Teil von uns ist zuständig dafür, dass wir zu unseren langfristigen Zielen beitragen (zum Beispiel gesund zu sein, Wohlstand aufzubauen, schlank zu bleiben oder zu werden) – manche nennen ihn das Gewissen, die Ratio oder auch das Erwachsenen-Ich. Der andere Teil zieht die kurzfristige Versuchung vor, begrüßt den Genuss, die Bequemlichkeit und den Weg des geringsten Widerstandes. Er ist das sogenannte Es, der Partytiger oder der innere Schweinehund.

Häufig geben Menschen dem inneren Schweinehund die Schuld dafür, dass sie Ziele nicht erreichen. Doch entgegen der landläufigen Meinung ist es ein Irrtum, dass dieser innere Schweinehund bekämpft werden soll. Beide Kräfte in unserem Inneren – das Gewissen und der Schweinehund – sind gemäß Stanford-Psychologin Kelly McGonigal essenziell für unser Menschsein und ein ausgewogenes, gesundes Leben. Das Gewissen hilft uns, zielorientiert zu agieren, unsere Routinen konsequent einzuhalten und destruktives Verhalten zu vermeiden. Der Schweinehund ist für das genuss- und freudvolle Leben zuständig, aber auch für überlebenswichtige Instinkte wie Furcht oder Angst.

Es geht also nicht darum, einen der beiden Anteile zu verteufeln, sondern auf Basis von Selbstreflexion und Achtsamkeit dafür zu sorgen, dass jeder zur rechten Zeit und in ausreichendem Maße zum Zug kommt. Selbstreflexion hilft uns dabei, diese beiden Teile besser kennenzulernen und zu erfahren, wodurch sie jeweils aktiv werden. So geht es darum, auf der einen Seite mittels Selbstkontrolle und Willensstärke die Ratio zu aktivieren und dafür zu sorgen, dass wir wichtige Ziele erreichen. Andererseits ist es ebenso bedeutsam, dem genussvollen Teil des Lebens Raum zu gewähren und ihn zu pflegen. Alles zu seiner Zeit.

Sie können sich getrost davon verabschieden, den inneren Schweinehund zu verdammen. Viel sinnvoller ist es, sich ihn zum Freund zu machen.

Planen Sie, wann die richtige Zeit für welchen inneren Teil ist, und genießen Sie beide Facetten in vollen Zügen. Arbeiten Sie konzentriert an Ihren Zielen und genießen Sie zum Beispiel das Dolcefarniente in den dafür reservierten Zeitfenstern. Sie brauchen während dieser Sequenzen nicht daran zu denken, was Sie vielleicht lieber täten oder was Sie tun sollten, denn Sie haben ja bereits eine Vereinbarung mit der Ratio und dem inneren Schweinehund getroffen.

Verabschieden Sie sich von einer Richtig-oder-Falsch-Bewertung.
Solange Sie zwischen Ihrem Gewissen und dem Schweinehund abwägen und einen der beiden als besser erleben, führen Sie einen inneren Wettbewerb mit sich selbst. Wenn Sie Ihre Energie in diesen Kampf stecken, fehlt sie Ihnen auf Ihrem Jungbrunnen-Weg. Nehmen Sie Ihre Ratio und Ihren Schweinehund als

wichtiges Steuerungselement für ein ausgewogenes und erfülltes Leben an. Freuen Sie sich über beide.

Geben Sie dem Schweinehund einen fixen Platz in Ihrem Leben.
Planen Sie Zeiten ein, in denen Sie mit dem Schweinhund spielen (und dabei die Seele baumeln lassen). Vereinbaren Sie Termine mit ihm und lassen Sie ihn seinen Leidenschaften nachgehen: in den Tag träumen, auf der Couch liegen, einfach mal nichts tun ...

Widmen Sie sich dem jeweiligen inneren Teil ganz bewusst.
Je achtsamer wir im Umgang mit den unterschiedlichen Kräften in unserem Inneren sind, umso eher erreichen wir unsere Ziele. Wenn wir nicht fokussiert sind, sind wir anfälliger für Versuchungen. So griffen bei einer Studie der Psychologen Baba Shiv und Alexander Fedorikhin Versuchspersonen mit einer um 50 Prozent höheren Wahrscheinlichkeit zur Schokolade, wenn sie gerade versuchten, eine Telefonnummer auswendig zu lernen. Fokussieren Sie sich also mit voller Aufmerksamkeit auf das, was Sie gerade tun – Ihren Zielen nachgehen oder Zeit mit dem Schweinehund verbringen. Einfache Atemübungen helfen Ihnen dabei.

Trainieren Sie Ihre Selbstreflexionsfähigkeit.

Wenn Sie Selbstreflexion üben, werden Sie sensibel für die Bedürfnisse Ihrer inneren Teile – und können so die Wünsche Ihres inneren Schweinehundes rechtzeitig wahrnehmen und ihnen in Abstimmung mit Ihren Jungbrunnen-Zielen nachgeben. Ihre Selbstreflexionsfähigkeit trainieren Sie am besten, indem Sie abends den Tag aus den Blickwinkeln der beiden inneren Anteile reflektieren. Sie können diese Gedanken zum Beispiel auch schriftlich festhalten. Wie sieht Ihr Tag mit den Augen der Ratio aus? Und wie aus der Perspektive des Schweinehundes?

Geben Sie Ihren neuen Verhaltensweisen einen
für den Schweinehund attraktiven Namen.
Oft reicht schon ein Perspektivenwechsel, um eine »langweilige«
Routine zu einem erstrebenswerten Ziel für den Schweinehund
zu machen. Falls sich »Meditation« für ihn anstrengend anhört,
nennen Sie es den »täglichen Urlaub für die Seele«. Sie werden
sehen: Das Wort »Urlaub« ist Musik in seinen Ohren.

Steigern Sie Ihre Selbstkontrolle.
Mittels Selbstkontrolle entscheiden Sie, wann Sie meditieren,
fasten, konsequent sind oder mit dem Schweinehund auf der
Couch liegen.

Selbstkontrolle und Willensstärke steigern
Menschen, die eine bessere Kontrolle über ihre Aufmerksamkeit,
über Gefühle und Handlungen haben, sind glücklicher, gesünder, haben längere und zufriedenere Beziehungen, sind beruflich
erfolgreicher, konfliktstärker, stressresistenter und leben länger.
Laut Kelly McGonigal von der Stanford University ist Selbstkontrolle übrigens wichtiger für akademischen Erfolg als Intelligenz
und entscheidender für Eheglück als Empathie.

So können Sie die Entwicklung Ihrer Selbstkontrolle und
Willensstärke in Anlehnung an McGonigal fördern:

Sorgen Sie täglich für Bewegung.
Ausgleichssport wird von Wissenschaftlern als Wunderdroge der
Selbstkontrolle bezeichnet, da die Wirkung auch bei Anfängern
sofort einsetzt. Bereits 15 Minuten tägliches flottes Gehen reduziert zum Beispiel das Verlangen nach Schokolade oder Zigaretten. Bewegung und Meditation führen zu Wachstum und Leis-

tungssteigerung des Gehirns. Der präfrontale Cortex zeigt dabei den größten Trainingseffekt.

Schlafen Sie ausreichend und planen Sie Ruhezeiten ein.
Zu wenig Schlaf führt dazu, dass die Glucose aus dem Blut nicht mehr in die Zellen aufgenommen werden kann – wir fühlen uns erschöpft und bekommen Lust auf Süßigkeiten, um den Energieverlust auszugleichen. Darüber hinaus funktioniert Selbstkontrolle wie ein Muskel, der ermüdet, wenn er zu intensiv beansprucht wird.

Meditieren Sie.
Meditation ist eine der wirksamsten Techniken, um unsere Selbstkontrolle zu stärken. Bei einer regelmäßigen Meditationspraxis ist das daraus resultierende Wachstum im präfrontalen Cortex messbar – schon acht Wochen tägliche Praxis führen zu einer gesteigerten Selbstwahrnehmung in allen Lebensbereichen. Wenn Sie also regelmäßig meditieren, werden Sie feststellen, dass es immer einfacher wird, mit dem Schweinehund zu verhandeln und Vereinbarungen zu treffen.

Vermeiden Sie Stress.
Stress führt am schnellsten zum Verlust der Willensstärke. Reduzieren Sie deshalb Stressquellen und steigern Sie Ihre Resilienzfähigkeit. Auch dabei hilft die tägliche Meditation.

Nutzen Sie die Erste-Hilfe-Atmung in Notfällen.
Atmung ist der effektivste Weg, Versuchungen zu widerstehen (siehe Kapitel »Tipps und Tricks für den Jungbrunnen-Weg«).

Berücksichtigen Sie die Gunst der frühen Stunde.
Planen Sie Aktivitäten, die Willenskraft erfordern, am Morgen ein. Zu dieser Tageszeit ist unsere Willensstärke am größten.

Nutzen Sie die Kraft von Ritualen, die Ihre Willenskraft stärken.

INFOBOX **Rituale für ein erfülltes Leben**

Leadership-Experte Robin Sharma beschreibt in seinem Buch »The Monk who sold his Ferrari« wirksame Rituale für ein erfülltes Leben. Diese helfen uns – täglich angewandt –, Selbstkontrolle und Selbstdisziplin zu stärken. Die fünf wichtigsten Jungbrunnen-Rituale finden Sie hier. Integrieren Sie möglichst viele davon in Ihren Alltag. Sie werden überrascht sein, wie sehr Ihnen diese Rituale helfen, Intervallfasten, gesunde Ernährung und Meditation zur täglichen Selbstverständlichkeit zu machen.

Das Ritual der Einsamkeit

Schenken Sie sich täglich einen Moment der Stille. Das können wenige Minuten oder eine Stunde sein. Stille und Einsamkeit fördern die Verbindung mit unseren ganz persönlichen Kraft- und Energiequellen. Am besten reservieren Sie sich für dieses Ritual einen besonders schönen Platz, der schon am Morgen auf Sie wartet.

Das Ritual der körperlichen Fitness

Das Training des Körpers führt auch zum Training des Geistes. Dreißig Minuten täglich bilden eine optimale Bewegungseinheit. Ein Spaziergang im Freien (siehe »Nährende Natur – Jungbrunnen Wald«), Ausdauersport oder Yoga sind ideale Möglichkeiten. Yoga ist eine der effektivsten Quellen für eine körperliche »Verjüngung«, es trägt zur Stärkung des geistigen Fokus sowie zur Steigerung von Kreativität und Lebensfreude bei.

Das Ritual der Selbstreflexion

Die tägliche Selbstreflexion ermöglicht ein rasches und unmittelbares Gegensteuern, wenn Sie von Ihren Zielen abweichen. Vergegenwärtigen Sie sich am Ende des Tages, was Ihnen gut gelungen ist und worauf Sie stolz sind. Dies wird Sie darin bestärken, am nächsten Tag »mehr davon zu machen«. Beleuchten Sie darüber hinaus die Aspekte, die Ihnen weniger gut gelungen sind, um Strategien festzulegen: Wie können Sie schon am nächsten Tag effizienter vorgehen, um Ihre mittel- und langfristigen Jungbrunnen-Ziele zu verfolgen?

Das Ritual des frühen Erwachens

Stehen Sie mit der Sonne auf und genießen Sie die Frische des neuen Tages. Achten Sie besonders auf die ersten (und die letzten) zehn Minuten des Tages. In diesen Zeiten ist es besonders wichtig, Ihr Unterbewusstsein mit positiver Energie zu nähren. Die ersten zehn Minuten haben einen signifikanten Einfluss darauf, wie sich unser übriger Tag entfaltet – nutzen Sie dieses Zeitfenster, um auf Wichtiges zu fokussieren. Die letzten zehn Minuten des Tages haben starken Einfluss auf die Qualität unseres Schlafes – denken Sie an schöne Dinge, halten Sie sich vor Augen, wofür Sie dankbar sind, oder hören Sie noch ein schönes, beruhigendes Musikstück.

Das Ritual des gesprochenen Wortes

Worte haben eine große Bedeutung für unser Unterbewusstsein. Ebenso wichtig wie die Wortwahl ist die Art, wie wir mit uns selbst sprechen und über uns selbst denken. Diese Worte haben starken Einfluss auf unser Selbstbild und auf die Handlungen, die wir setzen – und damit auf die Ergebnisse, die wir erreichen. Prüfen Sie Ihre inneren Dialoge: Würden Sie, so wie Sie mit sich selbst sprechen, auch mit einem Ihnen anvertrauten Kind sprechen? Nähren Sie sich geistig mit positiven Worten und fördern Sie sich selbst – so wie Sie es mit einem jungen Menschen, den Sie fördern möchten, täten.

Tipps und Tricks
für den Jungbrunnen-Weg

Jungbrunnen-Fasten ist ein Lebensstil. Es geht nicht um kurzfristige Erfolge – auch wenn uns diese freuen und motivieren –, sondern um die langfristige Steigerung des persönlichen Wohlbefindens und den bestmöglichen Erhalt unserer Gesundheit.

Schaffen Sie heute Ihre Zukunft

Den Samen für unsere Zukunft legen wir im Jetzt: Nur im Heute können wir zu unserer zukünftigen Gesundheit und Fitness beitragen. Die Entscheidung, wie wir in ein, zwei oder zehn Jahren sein und leben wollen, gibt uns den Weg dorthin vor. Es liegt an uns selbst, die nächsten sieben, 30, 365 oder 3650 Tage so zu gestalten, dass der Samen auch keimen kann und dass daraus eine Blüte wird. Jeder Tag birgt unendliche Chancen auf eine bessere Zukunft. Konzentrieren Sie sich beim Gedanken an Ihr angestrebtes Zukunfts-Ich immer auf Ihre Handlungen in der Gegenwart. Was tragen Sie heute ganz konkret zu Ihrem persönlichen Glück, Ihrer körperlichen und geistigen Gesundheit und Fitness bei? Setzen Sie Schritte in Richtung Ihrer langfristigen Ziele – so bauen Sie den Palast Ihrer Zukunft.

Routinen sind nicht verhandelbar

Oberstes Gebot beim Einüben von Gewohnheiten ist es, die neuen Verhaltensweisen täglich zu verankern. Machen Sie also das, was Sie sich vorgenommen haben, lieber nur kurz beziehungsweise nicht ganz perfekt, als es komplett auszulassen. Es gilt immer: Zuerst die Routine etablieren und danach den Schwierigkeitsgrad steigern.

- Meditieren Sie lieber kurz als gar nicht. Fünf Minuten täglich sind immer möglich, und in dieser Zeit setzen Sie wieder einen Schritt zur Etablierung einer neuen Gewohnheit. Wenn Sie beginnen, regelmäßig zu meditieren, werden Sie die positiven Effekte bald bemerken. Längere Einheiten werden Ihnen dann zunehmend Freude bereiten, und Sie werden nach der täglichen 20-Minuten-Einheit einfach nicht mehr aufhören wollen.

- Sechzehn Stunden Intervallfasten, das klappt heute nicht? Fasten Sie vierzehn Stunden, und wenn sich auch das nicht ausgeht, zwölf (oder schaffen Sie doch zwölf Stunden und zehn Minuten?).

- Sie planen, täglich 30 Minuten Bewegung zu machen, und es gelingt Ihnen noch nicht? Starten Sie mit zehn Minuten und steigern Sie die Zeit Schritt für Schritt.

Hüten Sie sich vor dem Antibiotika-Effekt und wiegen Sie sich nicht in falscher Sicherheit, sobald Sie erste Erfolge sehen. Sichtbare Erfolge führen häufig zum Nachlassen der Anstrengungen – wie auch Antibiotika häufig abgesetzt werden, sobald die Symptome verschwinden. Führen Sie Ihre Routine einfach jeden Tag aus. Besser kurz als gar nicht. Ohne Wenn und Aber. Das ist nicht verhandelbar.

So einfach wie möglich

Wie gesagt: Starten Sie immer mit kleinen Veränderungen, die es Ihnen leicht machen, eine Routine erst einmal zu etablieren, die Intensität können Sie danach steigern. Fünf Minuten meditieren, sich zehn Minuten bewegen, zehn Stunden fasten, das ist so einfach zu schaffen, dass es in Wahrheit keine Ausrede mehr gibt. Bleiben Sie zumindest drei Wochen bei der einfachsten Version Ihrer neuen Routine. Erst wenn diese zur Selbstverständlichkeit geworden ist, steigern Sie Schritt für Schritt die Intensität. Oder helfen Sie sich mit einfachen psychologischen Tricks. Teilen Sie zum Beispiel die 16 Fastenstunden gedanklich auf. Damit bleiben neben den acht Stunden Schlaf nur mehr vier Stunden vor dem Schlafengehen und vier Stunden nach dem Aufstehen. Und vier Stunden nicht zu essen, das klingt doch deutlich einfacher als 16 Stunden, oder?

»Erledigen« Sie möglichst viele Fastenstunden dann, wenn es Ihnen leichtfällt.

- Fasten Sie bereits sechs Stunden vor dem Schlafengehen, wenn Sie auf das Abendessen leicht verzichten können. Dann bleiben nach den acht Stunden Schlaf nur noch zwei Stunden am Vormittag.

- Wenn das Frühstück ohnehin nicht Ihre Lieblingsmahlzeit ist, »erledigen« Sie zwei bis drei Stunden vor dem Schlafengehen und planen Sie die verbleibenden fünf bis sechs Stunden am Vormittag ein.

Probieren Sie!
Nutzen Sie die Umstellung auf Ihre Jungbrunnen-Gewohnheiten als Experimentierfeld und suchen Sie neugierig nach Wegen, die Ihnen Intervallfasten, gesunde Ernährung und Meditationspraxis leicht machen. Manchmal sind es ganz einfache Maßnahmen: Wenn Sie zum Beispiel bereits beim Einkaufen auf Süßigkeiten und Knabbergut verzichten, haben Sie keine Versuchungen zu Hause und brauchen gar nicht zu widerstehen.

Der »Ich geh mal auf die Straße«-Trick

Seit vielen Jahren zählt es zu meinen persönlichen Routinen, dass ich dreimal wöchentlich für zumindest 30 Minuten laufe. In dieser Zeit gab es immer wieder Tage, an denen das Bett schon sehr gemütlich beziehungsweise das Wetter zu unfreundlich war oder ich schlicht und ergreifend keine Lust hatte. Irgendwann entdeckte ich den »Ich geh mal auf die Straße«-Trick: Ich vereinbarte mit mir selbst, dass ich zumindest meine Laufsachen anziehe und vor die Türe gehe, um »mal zu schauen« - an der frischen Luft dürfe ich dann entscheiden, ob ich wieder umdrehe und die Sporteinheit auslasse.

Das Prinzip hinter diesem Trick heißt: Ich habe die Überwindung verkleinert. Es geht nicht mehr um die Entscheidung »30 Minuten laufen oder nicht«, sondern nur mehr darum, vor die Türe zu gehen - was viel leichter machbar ist. Und heute kann ich sagen, dass der Moment an der frischen Luft und der Blick in die Umgebung jedes Mal so unwiderstehlich waren, dass ich an keinem einzigen Tag ohne zu laufen wieder ins Haus gegangen bin.

Surfen Sie die Motivationswelle!

Sie kennen das vermutlich: Es gibt Tage, an denen wir hochmotiviert sind und uns die Dinge leichtfallen. Dann gibt es wieder Phasen, in denen alles schwierig scheint und wir uns kaum aufraffen können, wirklich Wichtiges zu erledigen. Nach dem Psychologen B. J. Fogg liegt die unterschiedliche Motivationsstärke am wellenförmigen Verlauf, den die menschliche Motivation hat. Es gibt ganz einfach Phasen mit hoher und Phasen mit niedriger Motivation – sie wechseln sich ab.

Neue Routinen zu lernen fällt am leichtesten, wenn dies im Einklang mit den unterschiedlichen Motivationswellen erfolgt. Das

heißt: Gestalten Sie das Erlernen Ihrer Jungbrunnen-Gewohnheiten so einfach, dass Sie neue Verhaltensweisen auch in Phasen
geringer Motivation leicht durchführen können.

Phasen hoher Motivation können genutzt werden, um Fähigkeiten zu steigern (zum Beispiel, um Meditationsmethoden kennenzulernen oder die Selbstkontrolle zu trainieren) und um
Handlungen zu setzen, die ein zukünftiges Verhalten festlegen
(zum Beispiel Ernährungsprotokoll schreiben, Essenstermine in
Abstimmung mit dem Intervallfasten-Kalender vereinbaren,
Meditationsplatz herrichten, Trainerstunden oder Meditationsseminar buchen). In Phasen geringer Motivation wird zumindest
die einfachste Variante des neuen Verhaltens durchgeführt und
zum Beispiel fünf Minuten meditiert.

Beobachten Sie sich und entwickeln Sie ein Sensorium für Ihre
persönlichen Phasen hoher und geringer Motivation. Sie werden
sehen: Handlungen, die Ihnen heute noch schwerfallen, werden
nach mehrfacher Anwendung bald schon einfacher sein, und Sie
benötigen damit weniger Motivation für die Ausführung.

Einen Plan erstellen und ihn konkret umsetzen

Ein konkreter Plan steigert, so der Sozialpsychologe Peter Gollwitzer, Ihre Erfolgsaussichten um 40 Prozent. Planen Sie daher
die Umstellungsphase, in der Sie das Jungbrunnen-Fasten zu Ihrer
täglichen Routine machen, möglichst genau.

Zerstörerische Gewohnheiten meiden

Es gibt destruktive Gewohnheiten, die ein hohes und zerstöreri-
sches Potenzial haben. Über ihre eigene negative Kraft hinaus
haben sie nach Tynan einen Verstärkungseffekt auf andere
schlechte Gewohnheiten. Die drei »zerstörerischsten« Gewohn-

heiten, die Sie auf Ihrem Jungbrunnen-Weg kennen und vermeiden sollten, sind:

- Substanzmissbrauch (Drogen, Nikotin, Alkohol)
- Sucht nach Ablenkung (zum Beispiel permanentes, automatisiertes Websurfen). Ständige Ablenkung macht es nahezu unmöglich, neue Routinen zu entwickeln.
- Zeit mit Menschen zu verbringen, die negative Gewohnheiten pflegen

Fehler begrüßen und Rückschläge als Lernchance sehen

Je nachdem, wie wir über Fehler und Rückschläge denken, sind diese Frustrationsquelle oder Lernchance – die Bewertung liegt ausschließlich in unserem Denken. Wenn wir Rückschläge als Lernchancen begreifen, überwiegt die Freude daran, Neues zu lernen. Die Motivation, am Ball zu bleiben, wird dadurch drastisch gesteigert – und damit auch die Chance, ein neues Verhalten zu automatisieren.

Nach Carol Dweck von der Stanford University bewerten Menschen, die in Rückschlägen Entwicklungspotenzial sehen, Situationen nicht als positiv oder negativ, sondern sehen in allen Erfahrungen die Chance zu lernen und zu wachsen. Fehler können als Weckruf verstanden werden und uns zeigen, wo wir noch mehr Konzentration und Konsequenz für die Entwicklung einer Routine brauchen.

Die Kraft der Gemeinschaft nutzen

Charles Duhigg zeigt, dass sich die Chancen, neue Routinen zu etablieren, deutlich erhöhen, wenn Sie dies in einer Gruppe tun. Gleiche Ziele haben die doppelte Zugkraft: Wir verpflichten uns zu einem gemeinsamen Weg und stehen anderen dabei im Wort. Diese Verpflichtung ist eine große Unterstützung bei der Umsetzung neuer Gewohnheiten. Weltweit folgen unterschiedlichste Motivationsgruppen diesem Prinzip – die Weight Watchers für Menschen, die abnehmen wollen, BBG Groups für Frauen, die an ihrem Bikini-Body arbeiten, oder die Anonymen Alkoholiker für Menschen, die nicht mehr trinken wollen. Auch die Jungbrunnen-Effekt-Community nutzt die Kraft der Gemeinschaft, um Menschen dabei zu unterstützen, ihren persönlichen Jungbrunnen-Lebensstil nachhaltig zu verfolgen.

Für gute Gesellschaft sorgen

Zahlreiche Studien belegen, dass unser Umfeld entscheidende Auswirkungen auf unser Leben hat. So zeigte das Programm Moving to Opportunity, dass der Umzug von Familien in eine wohlhabendere Umgebung positive Auswirkungen auf Gesundheit, Glück und Wohlstand sämtlicher Familienmitglieder hatte. Die Kinder aus diesen Familien verfügten später über ein Einkommen, das um ein Drittel höher war als das jener Kinder, die weiterhin in armen Verhältnissen aufwuchsen, sie litten seltener an Fettleibigkeit, Asthma, Diabetes sowie psychischen Erkrankungen wie zum Beispiel einer Depression.

Ebenso bewiesen klinische Studien, dass die effektivste Unterstützung für Menschen, die mit dem Rauchen aufhören möchten, eine Veränderung des Umfelds ist. Viel entscheidender, als sich mit der Frage der Sucht zu beschäftigen, ist es also, sich mit Nichtrauchern zu umgeben und sich an Orten aufzuhalten, an denen nicht geraucht wird (die physische Sucht dauert nur so lange, wie das Nikotin im Blutkreislauf zirkuliert, und ist nach längstens 100 Stunden vorbei).

Ein positives Umfeld fördert Glück, Gesundheit und Wohlstand.

Ein negatives Umfeld tut das Gegenteil. Umgeben Sie sich also mit Menschen, die bereits dem entsprechen, was Sie an Ihrem Jungbrunnen-Ziel sein möchten, oder die zumindest jene Verhaltensweisen zeigen, die für Ihren Jungbrunnen-Weg zu einem kraftvolleren, gesünderen Ich hilfreich sind.

Atmen: die schnellste Erste Hilfe bei Versuchungen

Ein kuschelig warmes Bett statt der geplanten Meditationseinheit, der Hunger nach acht Stunden fasten, der Gusto auf ein Betthupferl – vier Stunden nach der eigentlich letzten Tagesmahlzeit: Gegen Versuchungen, die Sie von Ihrem Jungbrunnen-Weg abbringen wollen, gibt es eine wunderbare, einfache, kostenlose und überall einsetzbare Erste-Hilfe-Maßnahme – atmen.

Sobald Sie spüren, dass Sie in Versuchung geraten, halten Sie inne. Schließen Sie die Augen, nehmen Sie drei tiefe Atemzüge und konzentrieren Sie sich dabei ganz auf Ihr Inneres. Fokussieren Sie Ihr Jungbrunnen-Ziel und beantworten Sie die Frage: »Wie sehr trägt X (die Versuchung) zu diesem Ziel bei?« Gönnen Sie sich eine halbe Minute, und Sie werden überrascht sein, wie einfach es ist, der Versuchung nach dieser kurzen Sequenz zu widerstehen. Für Ihren – vermeintlichen – Hunger macht es keinen Unterschied, ob Sie sofort oder in dreißig Sekunden zugreifen. Wenn Sie aber diese Zeit nutzen, um nachzuspüren, was Sie oder Ihr Emotionalkörper jetzt wirklich brauchen, werden Sie etwas Spannendes feststellen: Meist stehen andere Bedürfnisse, wie zum Beispiel Durst oder der Wunsch nach innerer Ruhe, hinter dem Verlangen nach Essen, Facebook & Co.

Freuen Sie sich über Erfolge

Neues zu lernen gelingt am einfachsten, wenn wir dabei etwas erleben, dass uns freut oder beglückt. Gelingendes Lernen braucht einen Auslöser (zum Beispiel das Lesen dieses Buches), es muss sinnvoll sein, unter die Haut gehen und sich im praktischen Leben als nützlich erweisen, sagt der Neurowissenschaftler Gerald Hüther. Freuen Sie sich also über Ihre Erfolge und bestärken Sie sich selbst in Ihrem Weiterkommen. Die Freude über persönliche Fortschritte ist ein »Dünger« für Wachstum und Entwicklung. Und denken Sie daran: Der Weg ist das Ziel. Jedes Etappenziel will bemerkt werden – auch viele kleine Schritte, über die Sie sich freuen, führen langfristig zum Erfolg.

In diesem Sinne wünschen wir Ihnen, dass Sie der Jungbrunnen-Weg Schritt für Schritt in ein glückliches, zufriedenes und erfülltes Leben führt.

Quellenverzeichnis

Jungbrunnen-Fasten mit Genuss und Freude

Weir, Yao, Huynh, »Dietary Restriction and AMPK Increase Lifespan via Mitochondrial Network and Peroxisome Remodeling«, Cell Metabolism, 2017

Wegman, Guo, Bennion, Shankar, »Practicality of Intermittent Fasting in Humans and its Effect on Oxidative Stress and Genes Related to Aging and Metabolism«, 2015

Gelino, Hansen, »Autophagy – An Emerging Anti-Aging Mechanism«, Journal of Clinical and Experimental Pathology, 2012

Longo, Fabricio, »The chronological life span of Saccharomyces cerevisiae«, Aging Cell, 2003

Longo, Wei, »Life span extension by calorie restriction depends on Rim15 and transcription factors downstream of Ras/PKA, Tor, and Sch9.«, PLOS Genetics, 2008

Die »Epidemie der Überernährung« und ihre mentalen Wurzeln

World Food Programme, wfp.org

Welthungerhilfe, welthungerhilfe.de

The GBD 2015 Obesity Collaborator, »Health Effects of Overweight and Obesity in 195 Countries over 25 Years«, New England Journal of Medicine, 2017

The Global BMI Mortality Collaboration, »Body-mass index and all-cause mortality: individual-participant-data meta-analysis of 239 prospective studies in four continents«, Lancet 2016; Zitat Seite 13

Ross Hammond, Ruth Levine, »The economic impact of obesity in the United States«, Diabetes, Metabolic Syndrome and Obesity

Prospective Studies Collaboration, »Body-mass index and cause-specific mortality in 900.000 adults: collaborative analyses of 57 prospective studies«, Lancet 2009

Changan Lee, Valter Longo, »Dietary restriction with and without caloric restriction for healthy aging«, The National Center for Biotechnology Information

Wir fressen uns zu Tode

Galina Schatalova, »Wir fressen uns zu Tode: Das revolutionäre Konzept einer russischen Ärztin für ein langes Leben bei optimaler Gesundheit«, Verlag Goldmann, 2002

Der Kalorienmythos

Dr. William Riggins, »The Myth of the Calorie«, Columbia University, 1996 / Eulogia Books, 2015

Wie viel Nahrung braucht der Mensch?

Durnin, Edholm, Miller, Waterlow, »How Much Food Does Man Require?«, Nature, 1973; Zitat Seite 18

Webb, Annis, Troutman, »Energy balance in man measured by direct and indirect calorimetry«, The American Journal of Clinical Nutrition, 1980; Zitat Seite 19

Dr. Sudhir Shah, »Prolonged fasting – How is it possible – A Hypothesis«, Gujarat Medical Journal, 2001

Gerald Pollack, »Can Humans Harvest The Sun's Energy Directly Like Plants?«, Green Med Info, 2015

Woher beziehen wir unsere Energie?, Licht und Wasser -
»Menschliche Fotosynthese?«

Ley, Tunbaugh, »Microbial ecology: human gut microbes associated with obesity«, Nature, 2006

Chen, Mihai, Washington, »Light-harvesting chlorophyll pigments enable mammalian mitochondria to capture photonic energy and produce ATP«, Journal of Cell Science, 2014

Herrera, Esparza, Ashraf, Zamyatnin, Aliev, »Beyond mitochondria, What Would be the Energy Source of the Cell?«, CNS Agents in Medicinal Chemistry, 2015

Gerald Pollack, »Cell electrical properties: reconsidering the origin of the electrical potential«, Cell Biology International, 2014

Gerald Pollack, »The Fourth Phase of Water: Beyond Solid, Liquid, and Vapor«, Ebner and Sons, 2013

Autophagie

Sascha Martens, »Warum sich Zellen selbst fressen«, Uniview, 2016

»Medizinnobelpreis für Autophagozytose, aerzteblatt.de, 2016

Lian, Jackson, Seaman, »Induction of autophagy and inhibition of tumorigenesis by beclin 1«, Nature, 1999

Corazzari, Fimia, Lovat, Piacentini, »Why is autophagy important for Melanoma?«, Seminars in Cancer Biology, 2013

Beth Levine, Augustine Choi, »Autophagy in Human Health and Disease«, The New England Medical Journal, 2013

Petibone, Majeed, Casciano, »Autophagy function and its relationship to pathology, clinical applications, drug metabolism and toxicity«, Journal of Applied Toxicology, 2016

Valter Longo, »Life span extension by calorie restriction depends on Rim15 and transcription factors downstream of Ras/PKA, Tor, and Sch9«, PLOS Genetics, 2008

Longo, Fabricio, »The chronological life span of Saccharomyces cerevisiae«, Aging Cell, 2003

Longo, Wei, »Life span extension by calorie restriction depends on Rim15 and transcription factors downstream of Ras/PKA, Tor, and Sch9.«, PLOS Genetics, 2008

»Das Versprechen der fast leeren Teller«, FOCUS, Nr. 8, 2017

Recherche-Interview mit Prof. Sascha Martens, Molekularbiologe, Universität Wien, geführt und aufgezeichnet von P.A. Straubinger am 8. 5. 2018

Interview mit Prof. Thomas Pieber, geführt und aufgezeichnet von P. A. Straubinger am 30. 5. 2018

Intervallfasten

P. A. Straubinger: Meine persönliche Erfahrung mit dem Intervallfasten

Gonzalez, Richardson, Chowdhury, »Molecular adaptations of adipose tissue to 6 weeks of morning fasting vs. daily breakfast consumption in lean and obese adults«, The journal of physiology, 2017

Arna Bjarnadottir, »Is Skipping Breakfast Bad for You? The Surprising Truth«, Health Line, 2017

Von Labormäusen völlern lernen

Hatori, Vollmers, Zarrinpar, Gill, »Time restricted feeding without reducing caloric intake prevents metabolic diseases in mice fed a high fat diet«, Cell Metabolism, 2012

Das Fasten an sich

Sutton, Beyl, Early et al.: Early Time-Restricted Feeding Improves Insulin Sensitivity, Blood Pressure, and Oxidative Stress Even without Weight Loss in Men with Prediabetes, CLINICAL AND TRANSLATIONAL REPORT, VOLUME 27, ISSUE 6, P1212–1221.E3, JUNE 05, 2018

Intervallfastengetränke

Pepino, Tiemann, Patterson, »Sucralose affects glycemic and hormonal responses to an oral glucose load«, Diabetes Care, 2013

Suez, Korem, Zeevi, »Artificial sweeteners induce glucose intolerance by altering the gut microbiota«, Nature, 2014

Sascha Sauer, »Mit Süßholz gegen Diabetes – Naturstoff senkt den Blutzucker«, Bundesministerium für Bildung und Forschung, gesundheitsforschung-bmbf.de, 2012

Ji, Tang, Lik, »Licoricidin inhibits the growth of SW480 human colorectal adenocarcinoma cells in vitro and in vivo by inducing cycle arrest, apoptosis and autophagy«, Toxicology and Applied Pharmacology, 2017

Typgerechte Ernährung in den Essensphasen

Roger J. Williams: »Nutrition Against Disease«, Bantam 1973

The Weston A. Price Foundation https://www.westonaprice.org

Weston Price, »Nutrition and Physical Degeneration«, Price-Pottenger Nutrition Foundation, 2008

William Donald Kelley D.D.S, M.S http://themetabolicinstitute.com/

George Watson, »Nutrition and Your Mind – The Psychochemical Response«, HarperCollins, 1972

William L. Wolcott und Trish Fahey, »The Metabolic Typing Diet:

Customize Your Diet To: Free Yourself from Food Cravings: Achieve Your Ideal Weight; Enjoy High Energy and Robust Health; Prevent and Reverse Disease«, Harmony, 2008

William L. Wolcott und Trish Fahey, »Metabolic Typing: Essen, was mein Körper braucht«, VAK Verlag, Januar 2012

William Wolcott: http://www.metabolictyping.com/

Karin Stalzer und Christina Schnitzler, »Was den Einen nährt, macht den Anderen krank«, Verlag Windpferd, 2015

Karin Stalzer, »Der Ernährungskompass«, Unveröffentlichtes Lehrmaterial, Wien 2018

Ursula Wetter, »Gesund abnehmen nach dem Stoffwechseltyp«, AT Verlag, 2012

Stoffwechseltyp Beraternetzwerk: http://www.stalzer.at/cms/index.php/ beraternetzwerk

Basisnährstoffe

Quiñones Galvan, Natali, Baldi, Frascerra, Sanna, Ciociaro, Ferrannini, »Effect of insulin on uric acid excretion in humans«, Am J Physiol.;268(1 Pt 1):E1–5. 1995 Jan

Victoria M. Gershuni, »Saturated Fat: Part of a Healthy Diet«, Current Nutrition Reports, Volume 7, Issue 3, pp 85–96, September 2018

De la Rubia Oerí, García-Pardo, Drehmer, Cantus, Julían Rochina, Aquliar Calpe, Hu Yang, »Improvement of Main Cognitive Functions in Patients with Alzheimer's Disease after Treatment with Coconut Oil Enriched Mediterranean Diet: A Pilot Study«, J Alzheimers Dis. doi:doi: 10.3233/JAD-180184, 2018

Peedikayil, Sreenivasan, Narayanan, »Effect of coconut oil in plaque related gingivitis – A preliminary report«. Nigerian Medical Journal, 56(2), 143–147. doi:10.4103/0300–1652.153406, 2015

https://www.westonaprice.org/de/health-topics/die-wahrheit-ueber-gesaettigte-fette/

Fallon, Enig, »Nourishing Traditions: The Cookbook that Challenges Politically Correct Nutrition and the Diet Dictocrats«, NewTrends Publishing, 2000

Fleisch essen oder nicht?

Genkinger, Koushik, »Meat Consumption and Cancer Risk«, PLOS Medicine, 2007

WHO, »Q&A on the carcinogenicity of the consumption of red meat and processed meat«, 2015

Halbuber, Lumetsberger, »Unser Fleischkonsum zerstört die Welt«, Kurier, 2015

Robert Goodland, »Live Stock and Climate Change«, World Watch Institute, 2009

»Fleisch speichert Emotionen«, zentrum-der-gesundheit.de, 2018

Die »Droge« Zucker: Macht Zucker süchtig?

Rada, Avena, Hoebel, »Daily bingeing on sugar repeatedly releases dopamine in the accumbens shell«, Neuroscience, 2005

Maximilian Gotzler, »Sugar Crash – Warum Zucker süchtig macht«, Flowgrade, 2014

John Yudkin, »Diet and Coronary Thrombosis«, The Lancet, 1957

Gerlinde Gukelberger-Felix, »Gefährlicher Zuckerrausch«, 2015

Sugar and Cancer Risk, American Institute for Cancer Research

Fanfan Zheng, »HbA 1c, diabetes and cognitive decline: the English Longitudinal Study of Ageing«, Diabetologia, 2018

»Zucker – Auswirkungen auf unsere Gesundheit«, Zentrum der Gesundheit, zentrum-der-gesundheit.de

Ruff, Suchy, Hugentobler, Sosa, »Human-relevant levels of added sugar consumption increase female mortality and lower male fitness in mice«, Nature, 2013

»WHO Zucker Empfehlungen«, AGES, 2017

»Zuckerversorgung pro Kopf«, FAO, 2011

»Zucker in Zahlen«, SWR, 2017

Ian Leslie, »Die Zuckerverschwörung«, Die Zeit, 2017

John Yudkin, »Pur, weiß, tödlich: Warum der Zucker uns umbringt«, Systemed, 2018

»Steckt hinter zuckerhaltigem Essen eine Verschwörung der Industrie?«, NGIN Food

Union of Concernced Scientists, »Added Sugar, Subtracted Science: How Industry Obscures Science and Undermines Public Health Policy on Sugar«, 2014; Zitat Seite 73

Methoden zur Entgiftung des Körpers Wilde Kräuter mit Jungbrunnen-Effekt

Miriam Wiegele, »Heilsames und Aromatisches Grün, Band 1: Die Heilkräfte all der würzenden Pflanzen«, Bacopa Verlag, 2009

Miriam Wiegele, »Lehrgang Heilpflanzenkunde«, Unveröffentlichtes Lehrmaterial, 2008

Heilerde

Kompendium Gastroenterologie 2012, 8. Jahrgang 2012, Nr. 1., Georg Thieme Verlag

Alpha-Entgiftungsreise

Regina Baumbach, »Lehrgang akademische Kinesiologie«, Österreichische Akademie für Kinesiologie und Gesundheit, Unveröffentlichtes Lehrmaterial, 2009

Clark, Mahato, Nakazawa, Law, Thomas, »The power of the mind: the cortex as a critical determinant of muscle strength/ weakness«, J Neurophysiol.;112(12):3219–26. doi: 10.1152/jn.00386. 2014. Epub 2014 Oct 1

Frustessen versus bewusst genießen

Yang, Drouin, Herbert, Mao, Karsh, »The Monosodium Glutamate Symptom Complex: Assessment in a double-bling, placebo-controlled, radomized study«, The Journal of Allergy and Clinical Immunology, 1997

Kristen Michaelis, »MSG is dangerous – The science is in«, Food-renegade, 2012

Maximilian Gotzler, »Sugar Crash – Warum Zucker süchtig macht«, Flowgrade, 2014

Rada, Avena, Hoebel, »Daily bingeing on sugar repeatedly releases dopamine in the accumbens shell«, Neuroscience, 2005

Michael J. Morris, Elisa Na, »Salt craving: The psychobiology of pathogenic sodium intake«, Physiology & behavior, 2008

Reid, Hubbell, »An assessment of the addiction potential of the opioid associated with milk«, Journal of Dairy Science, 1994

Michael P. Rowland, »This is your brain of cheese«, Forbes, 2017

Damon Gameau, »Voll Verzuckert«, Soda Pictures, 2015

Nährende Natur - Jungbrunnen Wald

Herrera, Esparza, Ashraf, Zamyatnin, Aliev, »Beyond mitochondria, What Would be the Energy Source of the Cell?«, CNS Agents in Medicinal Chemistry, 2015

Gerald Pollack, »Can Humans Harvest The Sun's Energy Directly Like Plants?«, Green Med Info, 2015

Clemens Arvay, »Der Biophilia Effekt«, edition a, 2015

Cervinka, Höltge, Pirgie, »Zur Gesundheitswirkung von Waldland-
schaften«, Medizinische Universität Wien, BOKU, BFW-Berich-
te, 2014

Claudia Richter, »Hilfe aus dem Wald: Bäume als Medizin«, Die
Presse, 2016

Qing Li, »Effect of forest bathing trips on human immune function«,
Environmental Health and Preventive Medicine, 2010

David Bröderbauer, »Naturerleben und Gesundheit – Eine Studie
zur Auswirkung von Natur auf das menschliche Wohlbefinden
unter besonderer Berücksichtigung von Waldlebensräumen«,
Österreichische Bundesforste, 2015

*Nahrung für die Seele: der Schlüssel zum Intervallfastener-
folg Eine neue Sicht auf Sucht - Glück statt Abhängigkeit*

Bruce K. Alexander, »Addiction: A View from Rat Park«, bruce-
kalexander.com, 2010

Bruce K. Alexander, »The Globalisation of Addiction«, Oxford University Press, 2010

Achtsamkeit und Meditation

Eckhart Tolle, »Jetzt! – Die Kraft der Gegenwart«, Kamphausen
Media, 2017

Britta Hölzel, »Achtsamkeitsmeditation: Aktivierungsmuster und
morphologische Veränderungen im Gehirn von Meditierenden«,
Justus-Liebig Universität Gießen, 2007

Luders, Toga, Lenore, »The underlying anatomical correlates of
long-term meditation: Larger hippocampal and frontal volumes of
gray matter«, Neuroimage, 2009

Orme-Johnson, Barnes, »Effects of the transcendental meditation
technique on trait anxiety: a meta-analysis of randomized control-

led trials«, Journal of Alternative and Complementary Medicine, 2014

Orme-Johnson, Schneider, Son, Nidich, »Neuroimaging of meditation's effect on brain reactivity to pain«, Neuroreport, 2008

Singleton, Hölzel, Vangel, »Change in Brainstem Gray Matter Concentration Following a Mindfulness-Based Intervention is Correlated with Improvement in Psychological Well-Being«, Frontiers in Human Neuroscience, 2014

Innes, Selfe, Khalsa, »Meditation and Music Improve Memory and Cognitive Function in Adults with Subjective Cognitive Decline: A Pilot Randomized Controlled Trial«, Journal of Alzheimer's Disease, 2017

Demsky, Fritz, Hammer, »Workplace Incivility and Employee Sleep: The Role of Rumination and Recovery Experiences«, Journal of Occupational Health Psychology, 2018

Hoge, Bui, Palitz, »The effect of mindfulness meditation training on biological acute stress responses in generalized anxiety disorder«, Psychiatry Research, 2018

Schneider, Grim, Rainforth, Kotchen, »Stress reduction in the secondary prevention of cardiovascular disease: randomized, controlled trial of transcendental meditation and health education in Blacks«, Circulation: Cardiovascular Quality Outcomes, 2012

Schneider, Alexander, Staggers, »A Randomized Controlled Trial of Stress Reduction in African Americans Treated for Hypertension for Over One Year«, American Journal of Hypertension, 2005

Fang, Reibel, Longacre, »Enhanced psychosocial well-being following participation in a mindfulness-based stress reduction program is associated with increased natural killer cell activity«, Journal of Alternative and Complementary Medicine, 2010

Carlson, Beattie, Giese-Davis, »Mindfulnessbased cancer recovery and supportive-expressive therapy maintain telomere length relative to controls in distressed breast cancer survivors«, Cancer, 2015

Tang, Posner, »Brief meditation training induces smoking reduction«, Proceedings of the National Academy of Sciences, 2013

Alexander, Rainforth, Robinson, »Treating and Preventing Alcohol, Nicotine, and Drug Abuse Through Transcendental Meditation«, Alcoholism Treatment Quarterly, 1994

Kamboj, Irez, Freeman, »Ultra-Brief Mindfulness Training Reduces Alcohol Consumption in At-Risk Drinkers: A Randomized Double-Blind Active-Controlled Experiment«, International Journal of Psychopharmacology, 2017

Van De Veer, Van Herpen, »Body and Mind: Mindfulness Helps Consumers to Compensate for Prior Food Intake by Enhancing the Responsiveness to Physiological Cues«, Journal of Consumer Research, 2016

Intervallfasten und Meditation:
der ultimative Jungbrunneneffekt

Jacobs, Epel, Lin, Blackburn, Wolkowitz, »Intensive meditation training, immune cell telomerase activity, and psychological mediators«, Psychoneuroendocrinology, 2010

So gelingt der Jungbrunnen-Weg mit Leichtigkeit

Carol Dweck, »Selbstbild. Wie unser Denken Erfolge oder Niederlagen bewirkt«, New York, Piper, 2018

Martin Seligman, »Flourish. A Visionary New Understanding of Happiness and Well-Beeing«, New York, Atria, 2011

Rosenthal, Jacobson, »Teachers' expectancies: Determinants of pupils' IQ gains«, Psychological Reports, 1966, 19, S. 115–118

Sind Routinen wirklich so wichtig?

»All our life, so far as it has definite form, is but a mass of habits – practical, emotional, and intellectual – systematically organized for our weal or woe, and bearing us irresistibly towards our destiny, whatever the latter may be.«

William James, Talks to Teachers on Psychology and to Students on Some of Life's Ideals, Chapter VIII »The Laws of Habit«

Wie entstehen Routinen?

Charles Duhigg, »The Power of Habit«, 2014

Charles Duhigg, »Why we do what we do in life and business«, New York, Random House, 2012

Wolfram Schultz, https://www.youtube. com/watch?v=BXE2K jwqUmQ. University of Cambridge https://research.pdn.cam. ac.uk/staff/schultz/index.shtml: https://www.youtube.com/watch? v=BXE2KjwqUmQ, 15.12.2014

Wolfram Schultz, »Neuronal reward and decision signals: from theories to data«, University of Cambridge, United Kingdom. https://research.pdn.cam.ac.uk/staff/schultz/pdfs%20website/ 2015%20Schultz%20 PhysiolRev+cont.pdf, 2015

Wie können wir neue Routinen entwickeln?

Charles Duhigg, »The Power of Habit. Why we do what we do in life and business«, New York, Random House, 2012

Den Auslöser einer Gewohnheit ändern

James Clear, https://jamesclear.com/ habit-triggers, 12.09.2018

Die entscheidenden (zumindest) 21 Tage

In der Literatur des Verhaltensdesigns werden unterschiedliche Zeiträume genannt. 21 Tage sind dabei die kürzeste Nennung (Sharma, 1997).

Tynan spricht von ein bis zwölf Monaten (Tynan, 2018), und Itsines propagiert die 12-Weeks-Challenge in ihrem Bikini-Body-Guide (BBG), um Frauen einen Lebensstil zu vermitteln, der einen dauerhaften Bikini-Body garantiert.

Phillippa Lally zeigt in ihrer Studie einen Zeitraum von 18 bis 254 Tagen.

Tynan, »Superhuman by Habit. A Guide to Becoming the Best Possible Version of Yourself, One Tiny Habit at a Time«, Columbia, 2018

Robin Sharma, »The Monk Who Sold His Ferrari. A Fable About Fulfilling Your Dreams and Reaching Your Destiny«, New York, Harper One, 1997

Lally, van Jaarsveld, Potts, Wardle, »How are habits formed: Modelling habit formation in the real world«, European Journal of Social Psychology, 16.7.2009

https://www.kaylaitsines.com/

Den inneren Schweinehund zum Freund machen

Kelly McGonigal, »The Willpower Instinct. How Self-Control Works, Why It Matters, and What You Can Do to Get More of It«, New York, Avery, 2012

Shiv, Fedorikhin, »Heart and Mind in Conflict: the Interplay of Affect and Cognition in Consumer Decision Making«, Journal of Consumer Research Vol. 26, No. 3, Dezember 1999, S. 278–292

Selbstkontrolle und Willensstärke steigern

Kelly McGonigal, »The Willpower Instinct. How Self-Control Works, Why It Matters, and What You Can Do to Get More of It«, New York, Avery, 2012

Rituale für ein erfülltes Leben

Robin Sharma, »The Monk Who Sold His Ferrari. A Fable About Fulfilling Your Dreams and Reaching Your Destiny«, New York, Harper One, 1997

Surfen Sie die Motivationswelle

Brian J. Fogg, »The Fogg Behavior Model«, https://vimeo.com/2094487, 2008

Brian J. Fogg, »The Behavior Model«, https://www.behaviormodel.org/ability.html

Einen Plan erstellen und umsetzen

Sozialpsychologe Peter Gollwitzer von der New York University zeigte in einem effektiven Kurzexperiment, wie Sie mit reiner Konkretisierung die Wahrscheinlichkeit, einen Vorsatz in die Tat umzusetzen, um 40 Prozent steigern können. Gollwitzer bat seine Studenten, einen Aufsatz über die Ferienzeit zu verfassen.

Die Hälfte der Gruppe bat er, anzugeben, wann und wo sie den Aufsatz schreiben werden. Diese Hälfte hatte schließlich zu 71 Prozent den Aufsatz verfasst. Die andere Hälfte, die den Zusatzauftrag nicht erhalten hatte, nur zu 32 Prozent. http://de.psy.co/100-studien-zeigen-dass-diese-einfache-technik-die-produktivitt-%20verdoppelt.html

Zerstörerische Gewohnheiten meiden
Tynan, »Superhuman by Habit. A Guide to Becoming the Best Possible Version of Yourself, One Tiny Habit at a Time«, Columbia, 2018

Fehler begrüßen und Rückschläge als Lernchance sehen
Carol Dweck, »Selbstbild. Wie unser Denken Erfolge oder Niederlagen bewirkt«, New York, Piper, 2018

Die Kraft der Gemeinschaft nutzen
»Charles Duhigg, The Power of Habit. Why we do what we do in life and business«, New York: Random House, 2014

Für gute Gesellschaft sorgen
Jonah Berger, »Invisible Influence. The hidden force that shape behavior«, New York, Social Dynamics Group, 2016
Charles Duhigg, »The Power of Habit. Why we do what we do in life and business«, New York, Random House, 2012

Freuen Sie sich über Erfolge
Gerald Hüther, »Mit Freude lernen - ein Leben lang. Weshalb wir ein neues Verständnis vom Lernen brauchen«, Göttingen, Vandenhoeck & Ruprecht, 2016

Literaturverzeichnis

Aronson, E., Wilson, T. D., und Akert, R. M. (2004). Sozialpsycho-logie. München: Pearson Studium.

Duhigg, C., und Schmidt, T. (2013). Die Macht der Gewohnheit: Warum wir tun, was wir tun. Piper.

Dweck, C. (2018). Selbstbild. Wie unser Denken Erfolge oder Nie-derlagen bewirkt. New York: Piper.

Hüther, G. (2016). Mit Freude lernen – ein Leben lang. Weshalb wir ein neues Verständnis vom Lernen brauchen. Göttingen: Vanden-hoeck & Ruprecht.

Leonard, G. (1998). Der längere Atem. Die fünf Prinzipien für lang-fristigen Erfolg im Leben. Integral.

McGonigal, K., und Hutter, S. (2012). Bergauf mit Rückenwind: Willenskraft effizient einsetzen. Goldmann.

Pollack, G. (2015). Wasser – viel mehr als H_2O. VAK.

Schatalova, G. (2002). Wir fressen uns zu Tode: Das revolutionäre Konzept einer russischen Ärztin für ein langes Leben bei optimaler Gesundheit. Goldmann Verlag.

Seligman, M., und Schuhmacher, S. (2012). Flourish – Wie Men-schen aufblühen: Die Positive Psychologie des gelingenden Le-bens. Kösel.

Sharma, R. S., und Schellenberger, B. (2018). Der Mönch, der seinen Ferrari verkaufte: Eine Parabel vom Glück. Knaur.

Englischsprachige Quellen

Alexander, B. (2010). The Globalization of Addiction – A Study in Poverty of the Spirit. Oxford Univ PR.

Berger, J. (2016). Invisible Influence. The hidden force that shape behavior. New York: Social Dynamics Group.

Clear, J. (2018). Atomic Habits: An Easy & Proven Way to Build Good Habits & Break Bad Ones. New York: Penguin Random House.

Collins, M. (1992). Ordinary Children, Extraordinary Teachers. Charlottesville: Hampton Roads Publishing Company.

Cooperrider, D., und Srivastva, S. (1987). Appreciative Inquiry in Organizational Life, in: Organizational Change and Development 1.

Sternberg, R. J. (2005). Intelligence, Competence, and Expertise, in: Andrew Elliot/ Carol S. Dweck (Hrsg.): The Handbook of Competence and Motivation. New York: Guilford Press.

Tynan (2018). Superhuman by Habit. A Guide to Becoming the Best Possible Version of Yourself, One Tiny Habit at a Time. Columbia.

Links zu den Autoren

www.jungbrunneneffekt.info
www.accelor.at
www.amanfangwardaslicht.com
www.margitfensl.at
www.pastraubinger.com
www.transformationjourney.at

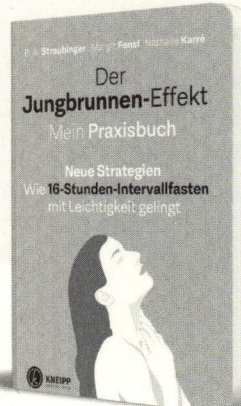
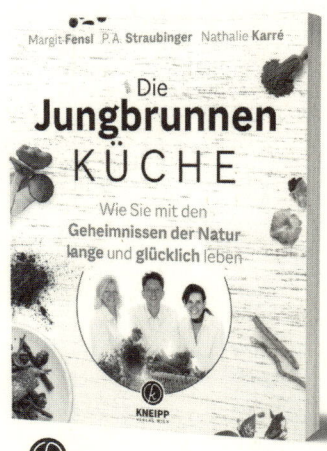

Tara Stiles

Detoxing

Reinige deinen Körper,
kläre deinen Geist

Die meisten von uns sind ständig unter Strom und gestresst, ohne zu spüren, was unser Körper und unser Kopf wirklich brauchen. Die charismatische Yoga-Lehrerin führt durch eine 4-wöchige Detox-Kur für Körper und Geist. Wir lernen, uns von toxischen Einflüssen zu befreien, verlangsamen das Tempo, klären unsere Gedanken durch Yoga-Meditation und reinigen den Körper durch cleanes Essen. Und schließlich tanken wir auf, indem wir uns in der Natur bewegen und die Kraft der Ruhe wahrnehmen.

Mit Übungen, Meditationen und Rezepten

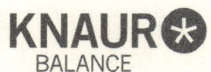

Dr. Annette Kerckhoff | Julia Schneider

Das vegane Gesundheitsbuch

Wie man sich und die Erde gesund essen kann

Immer mehr Menschen essen vegan! Wer dabei nicht nur an die eigene Gesundheit, sondern auch an die Erdgesundheit denken möchte, der landet unweigerlich bei regionalen, saisonalen, unverarbeiteten pflanzlichen Lebensmitteln.

Die Ernährungs- und Gesundheitsexpertin Dr. Annette Kerckhoff und die Vegan-Spezialistin Julia Schneider erklären in ihrem veganen Gesundheitsbuch alles, was man wissen muss, um vegan gesund zu leben und die Erde zu schützen.

- alle wichtigen Informationen zur klimafreundlichen, pflanzenbasierten Ernährung
- vegane Hausmittel für die häufigsten Beschwerden
- 40 heilkräftige »Super-Regios« für die nachhaltige vegane Küche und für wirksame Selbsthilfe im Alltag
- Beschwerderegister, Rezeptverzeichnis und Saisonkalender

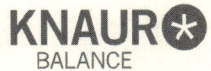

KNAUR
BALANCE

Dr. Malte Rubach

Magic Eating

So organisieren Sie Ihren Kühlschrank, verändern Ihr Essverhalten und leben gesund

»Gesundheit und Nachhaltigkeit beginnen im Kühlschrank«, sagt der Ernährungswissenschaftler Dr. Malte Rubach.

Mit dem »Magic-Eating«-Konzept wird jeder Bereich des Kühlschranks und der Speisekammer genau unter die Lupe genommen. Jedes Lebensmittel kommt auf den Prüfstand und an den richtigen Platz und wird im Zusammenhang einer gesunden Ernährung erläutert. Wissenschaftliche Grundlage ist die Planeten-Ernährung, die Mensch und Erde gesund hält und dazu führt, Lebensmittelverschwendung zu vermeiden.

- Kühlschrank: Spiel & Detox
- Saison-Kalender
- Zero-Waste-Infos
- Tipps zum natürlichen und gesunden Abnehmen

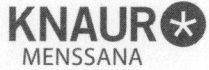